# このがん治療でいいのか？

と悩んでいる人のための本

## 読むセカンドオピニオン

産業医科大学第1外科
佐藤 典宏

# はじめに

　現代は二人にひとりががんを患い、三人にひとりががんで亡くなる時代を迎えました。
　一方で、治療技術の進歩により、がんによっては5年生存率は6割を超え、がんは治る病気、一生付き合っていく病気とも言われています。

　そんな時代を迎えたいまでも、がんと告知された患者さんは、さまざまな問題に直面します。

- どうやって病院を選ぶか？
- どういう医師が担当医としてふさわしいのか？
- どの治療法を選択すべきか？
- いかに手術のダメージを減らすか？
- どうやって抗がん剤治療を乗り切るか？
- 代替医療には意味があるのか？
- がん治療をサポートするために、自分でできることはあるのか？

　これらは、がんを克服する上で重大な問題であり、正確な情報に基づいて適切な選択ができるかどうかで

生死が分かれるといっても過言ではないのです。

> 病院の選び方一つにもエビデンスがある

　たとえば、あなたが膵臓がんと告知されたとしましょう。
　幸いにもいまのところ他の臓器への転移はなく、切除すれば治る可能性があります。ただし、膵頭十二指腸切除という複雑で高度な技術を必要とする手術を受けなければなりません。
　さて、あなたは手術を受ける病院をどうやって選びますか？

　家から一番近い総合病院がいいですか？
　親戚が勧める病院にしますか？
　ネットの口コミを参考に病院を選びますか？
　それとも、診断がついた病院でそのまま手術を受けますか？

　みなさんのなかには、ある程度大きな病院であれば、どこでも手術の結果は同じだと思っている人がいるかもしれません。
　しかし実は、「膵臓がんの手術を受けるなら、膵臓が

の手術を多く実施している病院で受けるべきである」というエビデンス（医学的根拠）があるのです。

　研究報告によると、膵臓がんの手術（膵頭十二指腸切除）を年間20例以上行っている施設で手術を受けた場合、20例未満の施設で手術を受けたときに比べ、長期の死亡リスクがおよそ30％も低下することが証明されています（詳細はEvidence 01参照）。

　もちろん病院だけがすべてではありませんが、膵臓がんの手術を受ける場合には、このような情報を知っているかどうかで治療後の合併症発症率や生存率（予後）が変わってくることがあるのです。

　このことは、患者さん向けのガイドライン（標準的な診療の指針となる本）にも記載されていることなのですが、いまだに知らない人が多いと感じています。

　みなさんは、どうやってがんについての情報を集めていますか？

### がん治療は「情報戦」である

　おそらく多くの人が、インターネットや本、雑誌などから、がんに関する情報を集めていることでしょう。

しかし、よく言われることですが、巷にあふれるがんについての情報は、まさに玉石混淆です。なかには、エビデンスのまったくない間違った情報や、高額な民間療法へと誘導する「がんビジネス」もあります。

　例を挙げればキリがないのですが、
「抗がん剤はすべて毒で、死期を早めるだけ」
「手術は死亡リスクの高い危険な治療」
「がんが消える食事法」
「末期がんでも奇跡的に回復した免疫治療」
などです。

　このようなウソや偏ったがん情報が氾濫するなか、信頼できる情報だけを探し当てることは非常に難しい問題です。
　特に、がんの告知を受けて動揺している患者さんは、「楽に治る」といった心地よい情報を信じてしまう傾向にあります。その結果、まったく効果のない治療を選択してしまい、後悔することもあるのです。私はそういう患者さんをたくさん見てきました。

　私は、**がん治療は情報戦**であると考えています。

つまり、「がんについての正しい情報を持っている人のほうが、がんを克服できる可能性が高い」ということです。
　そこで、**手術、抗がん剤治療、さらに生活習慣、セルフケアも含めたその他の治療について、多くのがん患者さんが遭遇する問題をピックアップし、最新の研究データ（いわゆるエビデンス）に基づいて詳しく解説しました。**

　がんの治療を受ける上でとても重要な問題を取り上げましたが、実際には多くの人が知らないことばかりだと思います。
　がんと告知され、手術や抗がん剤治療について悩んでいる患者さんや家族の方に役に立つ情報であると思います。

　本書を参考にして、がん治療についての正しい情報を知り、賢くがん治療を受けていただければ幸いです。

産業医科大学第1外科
佐藤典宏

# 目次

はじめに　　　　　　　　　　　　　　　　　　　　　　　　　　　i

## 【治療編】

### ● 手術

**Evidence01**
がん手術は手術件数が多い病院で受ける
——膵臓がんの場合、少ない病院より全生存率が30％上昇　2

**Evidence02**
食道がん、胃がん、結腸がん、肺がんでは、診断→手術の
期間が1～2カ月でも生存率に影響を及ぼさない　　　　　12

**Evidence03**
手術を避けて代替医療やその他の治療を選択した場合、
死亡率が2.8倍高くなる　　　　　　　　　　　　　　　　23

> Column1　セカンドオピニオンは本当に有用？　　　32

**Evidence04**
消化器がんでは、金曜日の手術は
月曜日の手術よりも死亡率が50％前後上昇する　　　　　34

**Evidence05**
執刀医は女性医師よりも男性医師のほうが、
術後30日以内の死亡率は12％高い　　　　　　　　　　　43

### Evidence06
専門性の高い外科医のほうが、手術数の多い
一般外科医よりも術後の死亡率が低い
——肺がんで28%、膀胱がんで41%　　　　　　　　52

### Evidence07
大腸がん、早期胃がんにおける腹腔鏡手術は、
開腹手術と比べても同等の成績である　　　　　　　62

### Evidence08
術後の痛みを減らすことで生存期間が27カ月、
再発しない期間が10カ月長くなる　　　　　　　　71

> Column2　手術翌日からのリハビリは本当に有用？　　78

● 化学・免疫療法

### Evidence09
抗がん剤治療の効果には免疫力が関係する。
免疫細胞の量によって、死亡または悪化するリスクが
9倍にも膨れ上がってしまう　　　　　　　　　　　80

### Evidence10
抗がん剤の副作用が出たほうが、
出ないときよりも死亡リスクが57%低下　　　　　　87

> Column3　頭を冷やすことは抗がん剤による脱毛に
> 　　　　　本当に有用？　　　　　　　　　　　　95

### Evidence11
進行がんであっても、抗がん剤治療で
ステージが下がることで5年以上の長期生存も期待できる　98

### Evidence12
免疫チェックポイント阻害剤は、
10〜30％のがん患者に高い効果が期待される　　106

● **放射線治療**

### Evidence13
がん手術後の放射線治療により
局所再発率が4分の1に減少　　115

### Evidence14
早期肺がんでは放射線治療のほうが手術よりも
術後30日以内の死亡率が約3分の1と低い　　120

> Column4　標準治療は代替医療と違って本当に有用？　126

## 【生活指導編】

● **食事**

### Evidence15
抗がん剤治療中に人混みを避けることや生ものを
食べてはいけないという指導にはエビデンスがない　　130

### Evidence16
ショウガは副作用の吐き気を軽くするだけでなく、
がんの成長を抑制する可能性を秘めている　　136

### Evidence17
大腸がん診断後に食物繊維の摂取により全死亡率が14％、
ナッツの摂取により全死亡リスクが57％低下する　　143

### Evidence18
特定の腸内細菌が多いと、
がんでの死亡率が約4倍になる　　150

## ● 運動

**Evidence19**
運動によって筋肉からがんの活動を抑える物質が
分泌される　　　　　　　　　　　　　　　　　157

**Evidence20**
手術前の握力や歩く速度が低下すると、
低下してない人に比べ合併症発症率が2倍にもなる　162

Column5　ヨガはがん治療にとって本当に有用？　170

**Evidence21**
抗がん剤治療中に筋肉が9％以上落ちると、
死亡率が4.5倍上昇する　　　　　　　　　　　173

**Evidence22**
抗がん剤治療中の運動が副作用の軽減に役立つ　180

## ● その他

**Evidence23**
がん診断後の生活習慣として、2時間以上の昼寝を
していると死亡率が2倍以上にも高くなる　　　186

Column6　遅い夕食や夜食はがんの再発率を
　　　　　本当に高める？　　　　　　　　　　191

**Evidence24**
消化管（お腹）のがんでも、たばこは術後合併症の
発症率を2倍にし、お酒は1.5倍にする　　　　193

### Evidence25
手術前の歯みがきで合併症の発症率を
3分の1まで減らせる　　　　　　　　　　　　　　201

### Evidence26
心理的苦痛（つらい気持ち）が、
がん死亡リスクを30％以上高める　　　　　　　206

### Evidence27
抗がん剤治療中のインフルエンザワクチンの予防接種で、
1年後の死亡率を12％低下　　　　　　　　　　211


参考文献　　　　　　　　　　　　　　　　　　　　218

おわりに　　　　　　　　　　　　　　　　　　　　228

---

本書に掲載されているがん治療に関するデータ・数値については、科学的根拠（エビデンス）に基づいた情報であっても医学ジャーナル誌掲載発表時のものであり、そのまま適用できるものではありません。万一、本書の記載内容によって、何らかの不利益を被ることがあったとしても、著者・弊社は一切の責任を負いかねますことをご了承ください。

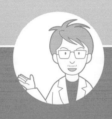

治療編

治療編【手術】

**Evidence 01**

## がん手術は手術件数が多い病院で受ける
— 膵臓がんの場合、少ない病院より
　全生存率が30％上昇

> ❓ Aさん（60歳代、男性）は、4月の会社の健康診断で「肝機能障害」を指摘されました。
>
> 近くの町立病院で精密検査を受けた結果、膵臓にしこりが見つかり、細胞診で膵臓がんが確定しました。
>
> 「膵頭十二指腸切除術という大きな手術が必要」と担当医に言われ、Aさんは帰宅後、インターネットで調べてみると、その町立病院では年に2、3例しか膵臓がんの手術をしていません。
>
> 会社の同僚は、隣の県にあるがんセンターで手術を受けることを勧めてきます。そのがんセンターは車で片道2時間もかかるのですが、膵臓がんの手術をたくさん行っています。
>
> 町立病院も評判がいい病院で、「今は医療も発達しているし、結局、どこで手術を受けても同じかも……」という思いもあります。

> Evidence 01

　たまたま、手にした雑誌に病院ランキングが出ていて、隣県のがんセンターは上位でした。
　Aさんは、どうすべきか、悩んでいます。

　みなさんは病気になった場合、病院をどうやって選びますか？

　病院選びの基準は、人それぞれだと思います。近くの通いやすい病院がいい人、名医がいる有名な病院がいい人、あるいは雑誌やインターネットの病院ランキングを参考にする人もいるでしょう。
　一般的に、雑誌や本などのがん治療の病院ランキングでは、手術を行った患者さんの数（手術件数）を基準にしています。つまり、がんの手術を年間何例行っているかで順位が決まるのです。

　がんの部位（臓器）によっても違いますが、たいていはがんセンターや大学病院が上位にランクされています。

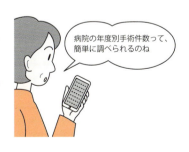

病院の年度別手術件数って、簡単に調べられるのね

治療編【手術】

### 病院の手術件数が多いと、手術は成功しやすい？

　医学用語で、手術件数が多い病院をハイボリュームセンター（high volume center）、逆に少ない病院をローボリュームセンター（low volume center）といいます。つまり、Aさんが住む県の隣の県にあるがんセンターがハイボリュームセンターで、近所の町立病院がローボリュームセンターです。

　一般的に、どんなことでも「数（あるいは量）をこなせば上達する」と言われていますが、実はがんの手術に関しても、「手術件数の多いハイボリュームセンターのほうが、ローボリュームセンターに比べて手術の成功率が高い」というエビデンスがあります。ここでいう成功率とは、手術後の合併症が少なく、手術による死亡リスクが低いということです。

　病院の手術件数と膵臓がんの手術成績についての関係を調査した多くの研究では、手術件数が多い病院で手術を受けた場合のほうが、少ない病院で受けた場合よりも手術後の死亡率が低く、長期における生存率が高いというデータが示されています[1)-3)]。

たとえば、年間20例以上の手術を行っている病院で手術を受けたほうが、膵臓がん患者の術後の生存率も高くなる（下図）という研究結果が報告されています[4]。患者特有のさまざまな要素を調整して同じ条件にすると、切除後の全生存率が30％も違います。

つまり病院の手術件数の違いによって、手術後の生存期間（予後）まで影響を受けてしまうのです。

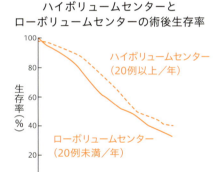

ハイボリュームセンターと
ローボリュームセンターの術後生存率

*Br J Surg* 2014; **101**: 1000-1005. を元に作成

## 病院までの距離と手術成績との関係

Aさんの場合のように、2時間もかけて隣県のがんセンターへ行くのは一苦労です。手術後もしばらくは通院に往復4時間とられてしまいます。便利な自宅近くの病院と、

治療編【手術】

都心にある大病院とどちらがいいかは迷うところです。

いくつかの研究によると、遠くのハイボリュームセンターで手術（膵頭十二指腸切除術）を受けた膵臓がん患者は、近くのローボリュームセンターで同じ手術を受けた患者に比べて手術関連死が 4.3％少なく、入院期間が 3 日短く、さらに長期の死亡リスクが 25％も低くなっています[5]。理由は簡単で、手術件数の多い大病院は一般的に遠くにあるためです。遠くの病院に通ってでもハイボリュームセンターで手術を受けたほうが、手術後の経過は良いのです。

このような研究結果をもとに、欧米では 2000 年代後半より A さんのような膵臓がんの患者をハイボリュームセンターに集めて治療することを推奨するようになりました（これを症例の集中化と呼んでいます）。その結果、国全体での手術の治療成績が向上しつつあります。

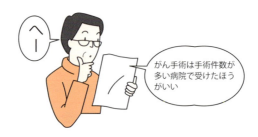

## ●オランダで入院中死亡率が激減

実際にオランダでは、膵臓がん患者をなるべくハイボリュームセンターで手術するようになった2005年以降(2005〜2008年)は、そうでなかった時代(1995〜2000年)に比べて、入院中の死亡率が24%から4%まで低下し、また2年生存率(手術後2年目に生存している患者さんの割合)は38%から49%まで上昇したと報告されています[6]。

もちろん、手術の技術向上や術後管理の改善などの要因もありますが、ハイボリュームセンターへの症例の集中化が生存率の改善につながったと考えられます。

## ●日本でも同様、医療費も低下

これらは海外からの研究報告ですが、医療のシステムが大きく異なる日本においてはどうなのでしょうか？

実は、日本においても同じような関連性が報告されているのです。東京大学病院

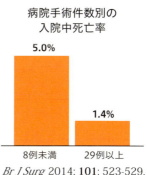

病院手術件数別の入院中死亡率

5.0% 8例未満
1.4% 29例以上

*Br J Surg* 2014; **101**: 523-529.
を元に作成

治療編【手術】

外科の研究チームが、全国の848の病院で膵頭十二指腸切除術を受けた1万652人の患者の手術による死亡率、入院期間、医療費について、病院の年間の手術件数との関係を調査しました[7]。

その結果、入院中の死亡率は、手術件数が年間8例未満の病院では5.0％と高かったのに対し、年間29例以上の病院では1.4％と有意に低くなっていました（全国平均は3.3％）。

さらに、年間の手術件数が多い病院では入院期間も短く、入院中にかかったすべての医療費も安かったとのことです。

このような研究報告を受け、日本におけるガイドライン『患者さんのための膵がん診療ガイドラインの解説』にも、「膵頭十二指腸切除術などの膵がんに対する外科切除術は、専門医がいて手術の実施数が多い施設では手術後のトラブルが少なく、トラブル発生時の処置も優れているという利点があります」と記載されています。

膵臓がんのほかにも、食道がん[8]、大腸がん[9]、乳がん[10]の患者を対象とした研究で、ハイボリュームセンターで手術を受けたほうが生存期間が長くなるというデータが出ています。

つまり、これらのエビデンスから言えることは、「がんの手術を受けるなら、（自宅から遠くても）手術をたくさんしている病院で受けたほうがよい」ということです。特に膵臓がんなどのように高度な手術の技術と徹底した術中・術後の管理が必要になるがんでは、ガイドラインでも勧めているように、手術件数が多いハイボリュームセンターで手術を受けるほうがより安全であると言えます。

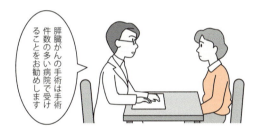

・・・・・・・・・・・ **病院の手術件数の調べかた** ・・・・・・・・・・・

病院の手術件数はどうしたらわかるのでしょうか？

まず、大きな病院ですと、ホームページのどこかに掲載されていることが多いです。最も多いのは、各診療科のページで実績として掲載されている場合です。過去数年分の手術件数が掲載されていることが多いで

治療編【手術】

す。そして、どういう手術を行っているかの説明が掲載されていることも多いです。

インターネットで「手術 件数」で検索すると、手術件数を調べている医療系サイトが表示されます。たとえば、「病院情報局」（株式会社ケアレビュー運営）などです。こういうサイトの機能を利用して手術件数が多くて診察を受けに行けそうな病院を探してみましょう。

『手術数でわかるいい病院2019（週刊朝日ムック）』（朝日新聞出版発行）のような新聞社や出版社が発行している病院ランキング本も参考になります。

いずれにしても、手術件数が多い病院を探すのには簡単な方法ですのでやってみてください。

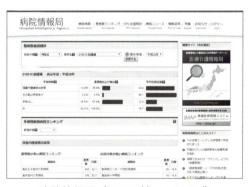

病院情報局（https://hospia.jp/）

Evidence 01

　Aさんのように手術を行う病院が隣県で遠くても、手術後の体の状態をチェックする経過観察は自宅近くの病院で行うことができます。

　手術を受ける前後の少しの期間だけ面倒かもしれませんが、私は可能であれば少し遠くても手術件数の多い病院での手術をオススメします。

> **POINT**
>
> 自宅から近くの手術件数が少ない病院（ローボリュームセンター）より、遠くても手術件数が多い病院（ハイボリュームセンター）で手術を受けたほうが、手術後の合併症のリスクや死亡率が低いというデータが出ているので、可能であれば手術をたくさん行っている病院で手術を受ける

治療編【手術】

Evidence 02

## 食道がん、胃がん、結腸がん、肺がんでは、診断→手術の期間が1〜2カ月でも生存率に影響を及ぼさない

❓ Bさん（70歳代、男性）はある日、便に血が混じることに気づきました。

大腸内視鏡検査を受け、大腸（S状結腸）にがんが見つかりましたが、幸いにもステージIで、手術を受ければ治る可能性が高いと言われました。

Bさんは悩みましたが、近くに大腸がんの治療で有名な大学病院があったので、そこで手術を受けることを決意しました。

ところが、人気の病院であるため手術予定の患者さんが多く、Bさんの手術までの待ち時間がおよ

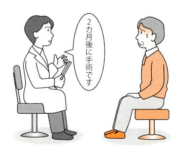

Evidence 02

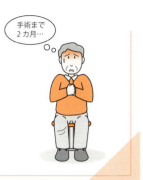

そ2カ月だと告げられました。

Bさんは、この2カ月の間に、がんが進行して転移したらどうしようかと、もう不安でしかたありません。

がんと診断されてから手術までの期間は、緊急手術を除き、およそ1週間から1カ月の間が一般的だと思います。ただ、病院によってかなり差があるのもたしかです。

私もいろいろな病院に勤めてきましたが、それぞれ手術までの待ち時間は違っていました。

たとえば、手術が少ない病院であれば早めに受けることができますが、手術が多い病院では1カ月以上、場合によっては2〜3カ月以上待たないといけないこともあります。病院によっては、早期がんの手術よりも進行がんの手術を優先することもあります。

手術を受けることが決まった患者さんは、「待っている間に、がんが大きくなったり転移したりするかもし

治療編【手術】

れないので、一刻も早く手術で取り除いてほしい」と思うでしょう。実際に私の担当外来でも、患者さんに手術予定日を告げると、「そんなに遅くて大丈夫ですか？」「もっと早くなりませんか？」と心配される人がいらっしゃいます。

実際に手術までの待機期間が長いと、がんの治療成績（生存率）に影響を及ぼすのでしょうか？

## がんによってまちまち

これまでの研究によると、一部のがんでは、手術の遅れ（長い待機期間）が生存率の低下につながる可能性があるという結果です。

では、がんの種類別に詳しくみてみましょう。

### ● 膵臓がん

悪性度が高いことで有名な膵臓がんについてのイタリアの研究です[11]。

膵臓がん患者 217 人を対象とし、そのうち手術までの待機期間が 30 日未満だった患者が 112 人、30 日以上だった患者が 105 人でした。

待機期間が長くなった理由には、下記のようなことがありました。

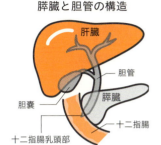
膵臓と胆管の構造

❶ 診断が困難で時間がかかった
❷ 肝臓でつくられた胆汁が流れる胆管が、がんによって閉塞されて胆汁がたまることで起こる黄疸(おうだん)の改善に時間がかかった（黄疸になると出血しやすくなるため改善を待たなければならないことがある）
❸ 患者自身が遅い手術日を選択した

手術までに2回以上のCT検査ができた患者のがんの大きさを測ったところ、診断後30日以上待機した患者では平均3mm大きくなり、30日未満の患者では1mm大きくなっていました。

それにもかかわらず、患者全体でみると、再発率（30日以上で48.8%、30日未満で48.9%）や生存期間（30日以上で31カ月、30日未満で29カ月）などに差がありませんでした。

ただし、がんの大きさが2cm未満の患者に限ると、

治療編【手術】

待機期間が30日以上の場合、30日未満の場合よりも生存期間が短くなっていました（下図）。

膵臓がん2cm未満の場合の手術待機期間別の全生存率

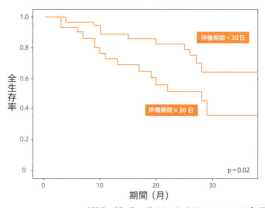

*HPB (Oxford)* 2018; 20: 411-417.を元に作成

2cm以上の比較的大きな膵臓がんだと、手術の待機期間によって生存期間に差はありませんでした。

つまり、比較的早期の小さな膵臓がんであれば、手術までの待機期間が長くなると生存率が低下する可能性があると言えます。

## ●乳がん

乳がんはどうでしょうか？

診断から手術までの期間と生存率との関係を、アメリカの2つの大規模ながん患者のデータベースで調査

しました[12]。

　一つめのデータベースでは乳がん患者9万4544人を対象に、診断から手術までの期間を30日ごとに5つ（30日以内、31〜60日、61〜90日、91〜120日、121〜180日）のグループに分けて調べました。

　その結果、診断から手術までの期間が長くなるにしたがって、乳がんが原因の死亡率が高くなり（下図）、60日ごとに死亡リスクが26％も増加していました。特に早期がん（ステージⅠとステージⅡ）の患者で、死亡率の増加が著しいという結果でした。

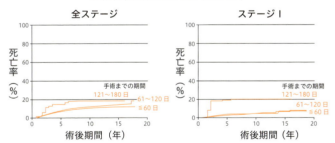

手術待機期間別の乳がん死亡率

*JAMA Oncol* 2016; 2: 330-339. を元に作成

　もう一つのデータベースでは、11万5790人の乳がん患者を対象に解析しましたが、さきほどのデータベースとほぼ同様の結果であり、診断から手術までの期間が長くなるにつれて死亡率が増加していました。

治療編【手術】

　これらの結果より、乳がん患者（特に早期）においては、診断から手術までの期間が長くなると生存期間が短くなると結論づけられています。

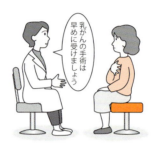

### ● 結腸がん

　結腸がんではどうでしょうか？

　結腸がん患者4326人（平均年齢71歳）について、診断から手術までの期間と生存期間との関係を調べたカナダの研究です[13]。

　この研究では、42日以上を「長い待機期間」と定義し、全体の2割の患者が該当しました。手術が遅れた理由として、高齢であること、合併疾患があること、早期（ステージⅠ）であることが挙げられました。特に、Bさんと同じステージⅠの早期のがん患者は、複数の転移が見られるステージⅣの患者に比べて10日も長く待たされていました。

しかしながら、診断から手術までの時間が長くても、すべての原因による死亡率（全死亡率）も、結腸がんが原因の死亡率も変わらないという結果でした。

同様に、769人の結腸がん患者を対象としたアメリカの研究においても、診断から治療までの期間は生存率に影響を与えないという結果でした[14]。

● **食道がん**

食道がん患者3839人を対象とした、手術の遅れと生存率との関係についてのオランダの研究です[15]。診断から手術までの期間を、5週間未満、5～8週間、8週間超の3つに分けて、根治切除率と生存期間との関係を調べました。

結果は、診断から手術までの期間は根治切除率および生存期間に影響を与えないというものでした。

● **その他のがん**

最後に、14万7682人のがん患者を対象とした韓国の大規模な研究です[16]。

手術件数の多い病院（ハイボリュームセンター）で手術を受けた6つの代表的ながん（胃がん、結腸がん、

治療編【手術】

直腸がん、膵臓がん、肺がん、乳がん)の患者のうち、診断から治療までの1カ月以上の待機期間は胃がん、結腸がん、膵臓がん、肺がんでは生存率に影響しませんでしたが、乳がん(59％の死亡リスク増加)と直腸がん(28％の死亡リスク増加)では生存率が低下していました。

　これまでの結果をまとめますと、下表のようになります。

| がんの種類 | 手術の遅れと生存率との関連 |
|---|---|
| 肺がん | 関連なし |
| 乳がん | 手術の遅れにて生存率低下 |
| 食道がん | 関連なし |
| 胃がん | 関連なし |
| 結腸がん | 関連なし |
| 直腸がん | 手術の遅れにて生存率低下 |
| 膵臓がん | 関連なし(大きさ2cm未満の場合、手術の遅れにて生存率低下) |

　明らかな理由はわかりませんが、一部のがん(乳がんと直腸がん)では、診断(あるいは症状の出現)から手術までの期間が長くなると(たとえば2カ月以上)、生存率が低くなる可能性があります。

　一方で、食道がん、胃がん、結腸がん、膵臓がん(大

きさ 2cm 以上)、肺がんでは診断から手術までの遅れ（少なくとも 1 カ月程度の遅れ）と生存率との間に明らかな関連性はないようです。

　手術までの期間は、医師や病院の都合だけでなく、患者さんの状態によっても変わってきます。たとえば、持病をしっかりと治療してからでないと安全に手術ができないこともあります。あるいは栄養状態が非常に悪い場合、しばらく補助食品や輸液などで改善してから手術を行うほうが、合併症を減らせることもあります。

　また、手術前に抗がん剤治療を一定期間行う「術前補助化学療法」の適応となる患者さんでは、必然的に手術までの期間は長くなるわけですが、抗がん剤を使用しない場合よりも長期の治療成績が良くなるというエビデンスがあります。
　ですので、一概に手術を早くしたほうが、生存率が高くなるとはかぎりません。しかし、乳がん、直腸がん、および比較的早期の膵臓がんの場合には、あまり先延ばしにしないほうがいいようです。

治療編【手術】

········ 手術日に関する医師との相談のしかた ········

じゃあ、手術日を先延ばしにしない方法はあるのか、が気になるところだと思います。

実際には担当医に相談すべきかもしれませんが、もし担当医に直接言えない場合は、看護師に悩みや不安を打ち明けて相談してみるのも一つです。

いまや、がん治療はチーム医療であり、患者さんをチームでサポート・ケアします。抗がん剤注射の外来で薬剤師にも話せます。

P.206の「Evidence 26」でも書いてますが、ストレスを抱えるのはよくないので、担当医に相談がしづらい場合は関わっている看護師や薬剤師に話してみましょう。

POINT

食道がん、胃がん、結腸がん、肺がんのように、診断から手術までの期間が多少長くても、特に生存率に影響を及ぼさないがんもあるが、乳がん、直腸がん、および比較的早期の膵臓がんでは、手術の遅れが生存率の低下につながるおそれがあるため、可能であれば早めに手術を予定してもらう

Evidence 03

## 手術を避けて代替医療やその他の治療を選択した場合、死亡率が2.8倍高くなる

❓ Cさん（40歳代、女性）は、右胸のしこりに気づいてウィメンズクリニックを受診したところ、乳がんと診断されました。

腋にも腫れたリンパ節があり、転移が疑われました。

担当医には、がんを根治するためには乳房全摘出術と腋窩リンパ節郭清（腋のリンパ節の切除）が必要であると言われました。

Cさんは、女性のシンボルとも言える乳房がなくなることを受け入れられません。

また、知り合いに腋窩リンパ節郭清を受けた乳がんの患者さんがいて、副作用で腕がいつも腫れて困っているのを見てきました。

できることなら手術は避けたいと思っています。

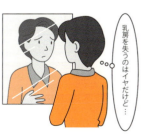

治療編【手術】

　そこでインターネットで乳がんの治療について調べてみたところ、「切らずに治す」という治療法が次々と出てきました。
　Cさんはこれらの治療法を試してみたいと考えています。
　一方で、乳がんを「切らない」選択をした芸能人が若くして亡くなったというニュースを見ると、やはり手術を拒否することが怖く思えてきます。

　がんと診断され、医師に手術を勧められた場合、みなさんならどうしますか？
　医師の勧めに従って手術を受けますか？
　それとも、拒否して他の治療法を探しますか？

　ご存じのように、がんの治療法にはさまざまなものがあります。がん患者さんにとって、治療がうまくいくかどうかは命に関わるため、どの治療法を選ぶかは非常に重大な問題です。しかしながら、自分にとってどの治療法がベストかを判断することはとても難しいため、多くの患者さんが悩むことになります。
　私の担当外来でも、手術を勧めたがん患者さんから

Evidence 03

「手術以外の治療の選択肢はありませんか？」と質問されることがあります。もちろん手術が怖くない人はいませんので、「切らないがん治療」を望む気持ちはよく理解できます。

　多くの場合、医師はガイドライン（専門家によって作成された現時点で最も勧められる診療の指針）に基づいて標準治療（手術、抗がん剤、あるいは放射線）を勧めます。そして、ほとんどの患者さんは、医師の勧めに従って標準治療を受けているのが現状でしょう。
　しかし、なかには標準治療を拒否し一切の治療を受けない、あるいは代替医療を選択する患者さんがいることもたしかです。

　実際に手術を拒否し、民間医療などに頼る有名人や芸能人のニュースを耳にすることもよくあります。
　たとえば、アメリカApple社の創業者の一人で元CEOのスティーブ・ジョブズ氏は、2003年に膵臓の腫瘍（神経内分泌腫瘍）が発見されたとき、手術を拒否して代替療法（食事療法やハーブ療法、鍼灸治療）を選択しました。最終的には手術を選択するのですが、結局全身に転移して2011年に亡くなります。

治療編【手術】

　ジョブズ氏の治療法選択の是非についてはいろいろと意見はありますが、なかには「もっと早く手術を受けていれば死ぬことはなかった」と言う人もいます。

　また、2017年に乳がんの転移で亡くなられた小林麻央さん（享年34歳）は、手術などの標準治療を拒否して非標準治療（民間療法）を選択したことが話題となりました。麻央さんの場合、結果論ではありますが、切除手術を含めた標準治療を選択していれば、もう少し長生きできた可能性があったかもと言われています。

　では、実際には標準治療である手術を拒否した患者さんの予後（生存期間）はどうなのでしょうか？

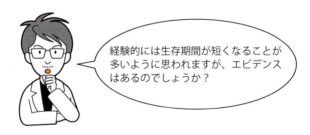

経験的には生存期間が短くなることが多いように思われますが、エビデンスはあるのでしょうか？

### 手術を拒否した場合の死亡リスクは上昇という結果

　まずは2014年に発表された調査結果です[17)]。アメ

リカ国立がん研究所（NCI）のデータベースに登録された住民のうち、1995年から2008年までに8つの代表的ながんと診断された92万5127人の患者を対象としました。

がんの治療として手術を勧められた69万2938人の患者のうち、2441人（0.4％）が手術を拒否していました。生存期間を比較したところ、手術を拒否した人は手術を受けた人に比べ、がんによる死亡リスクが2.8倍も高くなっていました。

次に、手術を拒否する患者さんが比較的多いと言われているがんの種類についての個別の研究結果を紹介します。

● 乳がん

乳がんでは、治療の第一選択はやはり手術になりますが、乳房を切除するという身体的（美容的）および精神的負担から、手術を拒否する患者さんが多いと言われています。

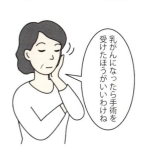

乳がんになったら手術を受けたほうがいいわけね

さきほどのNCIのデータ

治療編【手術】

ベース（2004〜2013年）に登録された53万1700人の乳がん患者を調査した研究があります[18]。担当医に手術を勧められ、手術を受けた患者と手術を拒否した患者について、患者の特徴や予後（生存期間）を比較しました。

結果は、53万1700人の乳がん患者のうち、3389人（0.64％）が手術を拒否していました。しかも、全患者の48％が放射線治療を受けていましたが、手術を拒否した患者ではわずか0.7％しか放射線治療を受けていませんでした。

手術を拒否しやすい患者の特徴（危険因子）として、高齢であること、配偶者がいないこと、ステージが高いことなどが明らかとなりました。

手術を拒否した患者は、手術を受けた患者に比べ、

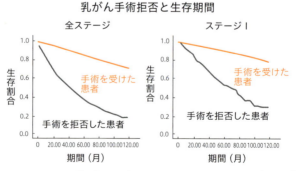

乳がん手術拒否と生存期間

*Clin Breast Conce* 2018; **18**: e469-e476. を元に作成

死亡リスクが 2.42 倍も上昇しており、ステージが早期であるほどリスクが高まることがわかりました（たとえば、ステージⅠでは 3.6 倍）（左ページ下図）。

　以上の結果より、医師から勧められた乳がんの手術を拒否するのは、高齢者や配偶者がいない患者に多く、その多くは放射線治療も受けておらず、標準治療自体を拒否していることがわかりました。

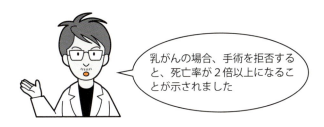

乳がんの場合、手術を拒否すると、死亡率が2倍以上になることが示されました

### ● 喉頭がん

　他のがんではどうなのでしょうか？

　同じような研究が、喉頭がんについても報告されています。喉頭がんは比較的まれながんですが、総合エンターテイメントプロデューサーのつんく♂さんが喉頭がんの治療で手術を受けたことは記憶に新しいところです。

　喉頭がんの治療では、がんが早期であれば喉頭の機能を残すことが可能な温存手術や放射線治療で完了で

治療編【手術】

きますが、がんが進行していれば、つんく♂さんのように声を失うという重大な後遺症（機能喪失）を伴う手術を受ける必要があるため、手術を拒否する人が多いと言われています。

さきほどの乳がんと同じアメリカの NCI のデータベース（2004 〜 2013 年）での調査です [19]。

5786 人の局所進行喉頭がん患者のうち、2877 人に手術が勧められていましたが、138 人（4.8％）が手術を拒否していました。

生存期間を比較した結果、手術を拒否した患者では死亡リスクが 60％ 上昇しており、5 年生存率は 50％ と手術を受けた患者の 60％ に比べて 10％ も低い数値でした。

### 切らないという選択も間違いではない

がんの治療に関しては、治療効果だけでなく生活の質や自分の気持ち（価値観）を重んじることも大切ですので、必ずしも生存期間だけを基準にして治療を選択することが正解とは言えません。

特に手術はからだに負担となりますし、合併症が起こったり後遺症が残ったりする可能性もありますので、

受け入れられない人もいるでしょう。

　また、がんの種類とステージによっては、手術と成績が同等の治療法（放射線治療など）もあります。
　たとえば、早期肺がんの高齢患者に対しては、手術（肺葉切除）と放射線治療（体幹部定位放射線治療：SBRT）の成績（生存期間）はほぼ同等であったという報告もあります[20]。
　放射線治療よりも手術のほうが早期の死亡率は高いこと[21]を考えると、たとえば持病がある高齢の患者さんでは放射線治療も選択肢の一つになるでしょう。

　ただ、やはり担当医から勧められた手術を拒否した場合には、少なくとも統計学的には死亡リスクが高まることはたしかなようです。

POINT

がんに対する手術を勧められた場合、手術を拒否すると死亡リスクが高まるというエビデンスを念頭に置いて担当医とよく相談し、治療法を選択する

## Column 1　セカンドオピニオンは本当に有用？

　最近、「セカンドオピニオン」という言葉をよく耳にすることがあるのではないでしょうか？

　セカンドオピニオンとは、患者さんが自身の病状や担当医の提案した治療法について、違う医療機関の医師に「第二の意見」を求めることです。

　がんを診療する医療機関によってはセカンドオピニオン外来を設置しており、その数も増えています。

　複数のセカンドオピニオンに関する臨床研究をまとめた論文によると、がん患者の 6.5 〜 36％がセカンドオピニオンを求めていました[1]。その結果、12 〜 69％の患者において診断、推奨される治療法、病気の経過の見通し（予後）が最初の医師のものとは変わっていました。

　一方、43 〜 82％の患者で、最初の診断または治療法が正確であることも確認できています。

　患者の満足度はおおむね高く、多くの場合、セカンドオピニオンは役に立ったことが示されています。

　とはいえ、セカンドオピニオンには時間やお金もかかりますし、治療法の選択に役に立つ情報が得られないこともあります。こういったデメリットがあること

も知っておかなければなりません。

　私は基本的にはセカンドオピニオンを推奨していますが、多くの患者さんは「どこで受ければよいか」について迷います。そのようなときは、がん診療連携拠点病院などのがん相談支援センターに問い合わせると、近隣のセカンドオピニオン外来を行っている病院などの情報を得ることができます。

　セカンドオピニオンは患者さんの当然の権利ですが、どのようなケースで、いつ、そして、どこで受けるべきでしょうか？　参考までに、セカンドオピニオンの受けかたについて以下にまとめます。

**どのようなケースで？**
- 治療の選択肢が2つ以上ある場合
- 主治医の提示する治療方針に納得できない場合
- 主治医の説明は理解できるが、踏ん切りがつかない場合

**いつ申し出る？**
- 検査後、主治医から治療の提案があったとき
- 主治医から「もう治療法がない」と告げられたとき

**どこで受ける？**
現在通っている病院よりもランクが上の病院(がんセンターや大学病院など)

(佐藤典宏：ガンとわかったら読む本, マキノ出版, 2018：83 を転載)

〈参考文献〉
1) Ruetters, D.J., et al. : Is there evidence for a better health care for cancer patients after a second opinion? A systematic review. *Cancer Res Clin Oncol* 2016; **142**: 1521-1528.

治療編【手術】

Evidence 04

## 消化器がんでは、金曜日の手術は月曜日の手術よりも死亡率が50％前後上昇する

❓ Dさん（50歳代、男性）はある日、食べ物を飲み込むときに違和感をおぼえたため、近くの耳鼻咽喉科を受診し、市立の総合病院の消化器科を紹介されました。

検査の結果、比較的早期の食道がんと診断され、そのままその総合病院で手術を受けることにしました。受けるのは、頸部以外（胸部・腹部）の食道を切除する食道亜全摘出術という比較的大きな手術です。

手術日は、2週間後の月曜日です。

ところが、Dさんの手術後の付き添いを申し出た娘さんが土日しか仕事が休めないことがわかりました。

なので、Dさんはできれば手術日を金曜日に変えてもらえないか担当医に相談し、変更は可能とのことでした。

ただし、「土日の週末は病院のスタッフが減る

けど、今回の手術であれば問題ないだろう」とも言われ、Dさんは少し不安になりました。手術を受けた翌日の病院が週末体制になってスタッフが減るのは心配です。

　一般的に、手術が決まったがん患者さんは、「できるだけ早く手術を受けたい」と思ったり、Dさんのように「家族の都合が悪いので、この日にしたい」など希望したりすることがあるかもしれません。

　一方で、「がんの手術は、1週間のうち何曜日に受けたほうがよいか？」について考えることはあまりないでしょう。きっと「手術を受けるのが月曜日でも金曜日でも関係ないでしょ？」と思うかもしれません。
　しかし、実は「がんの手術は何曜日に受けるか」も重要であるという研究結果があります。

## 手術は曜日によって成功率が異なるという結果

　以前から、週末（土・日曜日）に大きな手術を受けた患者では、術後の感染症などの合併症が増えたり、

治療編【手術】

手術による死亡率が高くなったりするといった報告はありました。

　たとえば、アメリカやイギリス、フランスなどの海外の57の臨床試験の結果から調べてみると、週末に行った手術（緊急でない手術）では、平日に行った手術より死亡率（30日以内）が2倍も高くなることが示されています[22]。

　では、平日のどの曜日に手術を受けても結果は変わらないのでしょうか？

　最近、Dさんと同じ食道がんをはじめ、がんの治療成績（生存率）は、手術を行う曜日によって違ってくるという気になる研究結果が報告されました。手術日とがんの治療成績との関係について、最新の研究結果を交えて解説します。

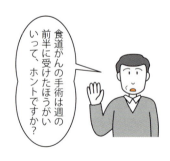

食道がんの手術は週の前半に受けたほうがいいって、ホントですか？

## ●食道がん手術と曜日との関係

　食道がんの手術を行った曜日と死亡率との関係について調査した、スウェーデンの大規模な研究です[23]。

　1987〜2010年に食道がんの手術を受けた患者1748人について、手術を受けた曜日と5年以内の死亡率（すべての原因による死亡と食道がんによる死亡）との関係を調べました。

　結果は、週の前半（月曜〜火曜日）に手術を受けた患者（1083人）に比べ、週の後半（水曜〜金曜日）に手術を受けた患者（665人）のほうが、5年以内のあらゆる原因による死亡率（全死亡率）が13％も高い結果となっていました（下図）。

週の前半と後半の術後生存率：食道がんの例

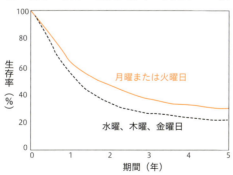

*Ann Surg* 2016; **263**: 1133-1137. を元に作成

治療編【手術】

　この週の後半の手術と全死亡率上昇の関係は、早期のステージ（0-Ⅰ）で強く、59％も上昇し、一方、進行したステージ（Ⅲ-Ⅳ）では認められませんでした。

　曜日別の解析では、月曜日の手術に比べ、火曜日で3％、水曜日で7％、木曜日で12％、金曜日でなんと46％も全死亡率が上昇していました。

　食道がんによる死亡率も、全死亡率と同様の結果であり、週の後半になればなるほど死亡率が上昇していました。

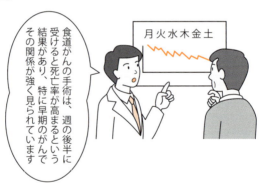

食道がんの手術は、週の後半に受けると死亡率が高まるという結果があり、特に早期のがんでその関係が強く見られています

● 子宮体がんの手術と曜日との関係

　子宮体がん（子宮内膜がん）の手術と曜日との関係について調査したノルウェーの研究です[24]。

　1302人の子宮体がんの患者を、手術を週の前半（月・

火曜日）に受けたグループと、週の後半（水・木・金曜日）に受けたグループの2つに分け、生存率を比較しました。

その結果、<mark>ステージが高い子宮体がん患者では、5年生存率は週前半の手術で53.0％であったのに対し、週後半の手術では40.2％でした</mark>（下図）。

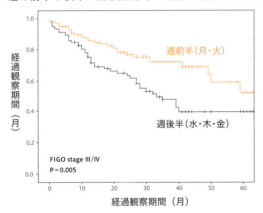

週の前半と後半の術後生存率：進行子宮体がんの例

*PLoS One* 2017; **12**: e0182223. を元に作成

一方で、ステージが低い患者では、このような手術の曜日による生存率の差は見られませんでした。

ステージが高い患者をさらに詳しく調べると、「週後半に手術すること」は子宮体がんによる死亡率を88.7％上昇させ、全死亡率も76.4％上昇させる予後不

治療編【手術】

良因子であるということが示唆されました。

　これらの結果から、広い範囲のリンパ節の切除（リンパ節郭清）が必要になるステージの高い子宮体がん患者では、週後半の手術は生存率の低下をもたらすと結論づけています。

● 他のがんの手術における曜日と予後の関係

　同様の研究結果が、他のさまざまながんについても報告されました[25]。

　22万8927人のがん患者を対象とし、手術を行った曜日と5年以内に死亡する確率（全死亡率とがんによる死亡率）との関係を調べました。

　調査対象は、以下の10の主要ながんです。
①乳がん、②頭頸部がん、③肺がん、④甲状腺がん、⑤食道・胃がん、⑥肝臓・膵臓・胆道がん、⑦大腸がん、⑧腎臓・膀胱がん、⑨前立腺がん、⑩卵巣・子宮がん

　結果は、週の後半（木曜日、金曜日ではさらに）に手術を受けた消化器系がん患者で死亡率が上昇していました。月曜日の手術に比べ、金曜日の手術のがんによる死亡率の増加は、次のとおりでした。

食道・胃がん：57％の上昇
肝臓・膵臓・胆道がん：49％の上昇
大腸がん：53％の上昇

一方で、頭頸部がん、肺がん、甲状腺がん、乳がん、腎臓・膀胱がん、前立腺がん、あるいは卵巣・子宮がん患者では、このような死亡率の増加は見られませんでした。

以上の研究結果をまとめると、食道がんをはじめ消化器系のがん、およびステージの高い子宮体がんでは、週の後半に手術を受けると予後が悪くなるというデータでした。

## 曜日で手術の治療成績が異なってくる理由

では、どうして週の後半の手術では死亡率が増加するのでしょうか？

はっきりとしたことはわかっていませんが、週の後半に近づくにつれて外科医あるいは外科チームの仕事量が蓄積し、手術に求められる正確性や集中力が徐々

治療編【手術】

に失われているのではないかと指摘されています。外科医も人間ですから、週の後半には疲労がたまり、金曜日まで集中力が続かないことがあるかもしれません。

もちろん欧米と日本では医療のシステムも違いますので、単純にあてはめることはできません。また、手術の成績（予後）は、曜日だけでなく外科医の腕や経験など他のさまざまな要因にも左右されます。

しかしながら、少なくとも高度な技術が必要とされる消化器系がんの大きな手術（食道亜全摘術、胃全摘術、肝切除術、膵臓切除術など）や子宮体がん（ステージが高い患者）の場合は、可能なら週の後半よりも前半にしてもらったほうがよいかもしれません。

> **POINT**
> 消化器がんや婦人科系がんの大きな手術（食道亜全摘出術、胃全摘出術、肝切除術、膵臓切除術、リンパ節郭清を伴う子宮全摘出術など）は、週の後半よりも前半に受ける

Evidence 05

## 執刀医は女性医師よりも男性医師のほうが、術後30日以内の死亡率は12％高い

❓ Eさん（60歳代、男性）は、40年以上の愛煙家で塩辛い食品を好んで食べてきました。

ところが、1カ月前から食欲が落ち、胸やけがひどくなったため、近くの胃腸科を受診しました。

詳しく調べるために内視鏡検査を行い、その結果、胃がんと診断され、近隣の大学病院を紹介されました。

大学病院の担当医は30歳代の若い女性外科医で、Eさんにとっては記憶するかぎり担当医が女性であるのは初めてのことでした。

問診を受け手術の予定日も決まったので、入院手続きをして帰るように言われました。

Eさんは通常、手術とは身体的な技術や体力の面から男性外科医が行うものだと思っていたため、この女性外科医が執刀するのかが気になってしかたありません。

そこで、思い切って「手術は先生が執刀される

治療編【手術】

のですか?」と聞いたところ、「はい」という答えが返ってきました。

　最近では、医師全体に占める女性（いわゆる女医）の割合は増加傾向にあります。

　厚生労働省の調査によると、2016（平成28）年12月31日現在における全国の届出「医師数」は31万9480人で、このうち男性が25万1987人（79％）に対して女性は6万7493人（21％）でした。つまり、医師のおよそ5人に1人は女性であるということです。

　また、この調査の2年前（2014年）の調査時に比べ、男性医師の増加率が1.7％であったのに対し、女性医師の増加率は6.3％でした。

　さらに、最近では医学部入学者に占める女性の割合は約3分の1となっているそうで、今後ますます女性医師の割合が増えていくことが予想されます。

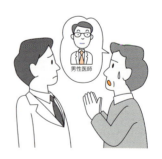

このように女性医師の増加に伴い、女性の外科医も徐々に増えています。私が外科医になった20年前には、外科医局に入局する女性（つまり外科を専門に選ぶ女性医師）はほとんどいませんでしたが、最近では後輩外科医に女性が増えていると感じます。

したがって、がんの手術を受ける場合においても、女性外科医が執刀医（術者）となる確率が高くなっています。

では、男性外科医と女性外科医、どちらに手術を任せるのが賢明なのでしょうか？

### 外科医の性別と手術成績

外科手術を成功させるためには、知識、コミュニケーション能力、判断力、および技術的熟練の4つの要因が必要であると考えられます。

外科医は、解剖（からだのつくり）や手術の方法を専門書や学会で勉強すると同時に、実際に手術症例を経験しながら手術の腕を磨いていきます。

したがって、経験年数が同程度の男性外科医と女性外科医の間に、手術の腕に大きな差は生じにくいと考えらます。

しかし、実際にはどうなのでしょうか？

治療編【手術】

　実は、女性外科医が手術を執刀した患者さんのほうが、死亡率が有意に低いというエビデンスがあるのです。

　カナダで住民ベースの大規模な研究が行われ、男性外科医と女性外科医との手術の成績を比較しました[26]。
　対象となった患者は10万4630人で、手術を行った外科医は3314人、そのうち男性医師が2540人（76.6％）、女性医師が774人（23.4％）でした。
　女性外科医に手術を受けた患者と男性外科医に手術を受けた患者について、死亡率、再入院率、合併症の発生率を比較しました。

　さて気になる結果ですが、なんと女性外科医が手術した患者のほうが30日以内の死亡リスクは12％も低い

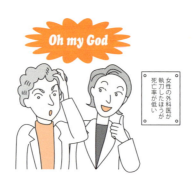

という結果でした。一方で、手術後の合併症の発生率や入院日数、および再入院率には医師の性別による差はありませんでした。

　この外科医の性別による手術死亡率の違いの理由は不明ですが、女性外科医のほうが男性外科医よりもガイドラインに沿って治療を行う傾向があり、またコミュニケーション能力が高い可能性があると考察しています。

　医学部不正入学問題で、順天堂大学が女子のほうが面接の得点が高い傾向にあり「入学時点では女子学生のほうがコミュニケーション能力が高い。男女の差異を補正するものと考えていた」と女子をカットした理由を話しましたが、この結果を見ると補正は必要なさそうです。

　男性外科医の私からすると少し残念な結果ですが、少なくとも死亡率に関しては、手術は女性外科医にしてもらったほうが安全なようです。

## 外科医の年齢と手術成績

　では、外科医の年齢についてはどうなのでしょうか？

治療編【手術】

がんの手術を受けるなら、若手の外科医と年をとったベテラン外科医のどちらがいいのでしょうか？

あまり若い外科医も頼りないですが、年をとりすぎた外科医でも心配ですね。外科医の年齢と手術成績との関係についての研究結果をみてみましょう。

膵切除術、食道切除術、肺切除術、膀胱切除術を含む8種類の外科手術を受けたがん患者約46万1000人を対象としたアメリカの大規模な研究です[27]。

手術を執刀した外科医（術者）の年齢で、40歳以下、41〜50歳、51〜60歳、61歳以上に分類し、入院中または手術後30日以内の死亡率との関係を調査しました。

4種のがん手術における年齢別外科医の死亡率

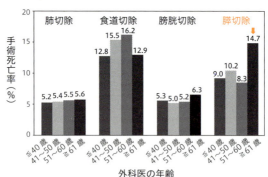

*Ann Surg* 2006; **244**: 353-362. を元に作成

結果は、膵切除術にかぎり、41〜50歳の外科医に比べ、61歳以上の外科医によって手術が行われた場合、67％も死亡率が上昇していました（左図）。一方で、他の手術（食道切除術、肺切除術、膀胱切除術）に関しては、外科医の年齢と死亡率との間に関連はありませんでした。また、すべての術式において、40歳未満の若い外科医による手術は、41〜50歳の外科医による手術と同様の死亡率でした。

　つまり膵臓の切除手術に関しては、61歳以上の外科医による手術の死亡率が高くなるという結果でした。

　次に、外科医の年齢が、食道がんの手術後の短期および長期の死亡率（生存率）に与える影響について調査した興味深い研究結果を紹介します。

　スウェーデンの多施設において、1987〜2010年に食道がんの手術を受けた患者を対象とし、2016年まで経過観察したデータを解析した結果です[28]。

　全部で139人の外科医に手術を受けた食道がん患者1761人について、執刀した外科医の年齢と手術成績（術後死亡率、5年後の死亡率）との関係について調査しました。

治療編【手術】

　外科医を 51 歳以下（年下）、52〜55 歳（中堅）、56 歳以上（年上）の 3 つのグループに分けました。手術成績見ると───

- 中堅外科医が執刀した患者に比べ、年下外科医が執刀した患者では術後死亡率が 71％多く、5 年死亡率も 21％多い
- 中堅外科医が執刀した患者に比べ、年上外科医が執刀した患者では術後死亡率が 2.4 倍になり、5 年死亡率も 29％多い

　食道がんでは、52〜55 歳の外科医が行った手術の結果が最も良く、51 歳以下と 56 歳以上の外科医が執刀した場合、短期および長期の死亡リスクが上昇する可能性があると結論づけています。

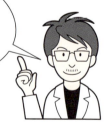

膵切除術では40歳代（41〜50歳）、食道切除術では50歳代前半（52〜55歳）の外科医に執刀してもらうのがベストであり、他の手術ではあまり外科医の年齢を気にする必要はないようです

Evidence 05

　やはり膵切除術や食道切除術など複雑な手技が必要となる手術では、ある程度経験を積んだベテラン外科医が最も治療成績が良いようですが、61歳以上の高齢の外科医では逆に死亡リスクが上昇する可能性もあるということです。
　執刀医に関しては患者さんに選択の余地はないかもしれませんが、あまり高齢の外科医は避けたほうがいいかもしれません。

POINT

男性外科医よりも女性外科医、高齢（61歳以上）の外科医よりも40歳代あるいは50歳代前半の外科医に執刀してもらうのがいいかもしれない

治療編【手術】

Evidence 06

## 専門性の高い外科医のほうが、手術数の多い一般外科医よりも術後の死亡率が低い
## —— 肺がんで28%、膀胱がんで41%

? Fさん（70歳代、男性）は、最近お腹が痛むので市販の胃腸薬を購入し飲んでみたものの、まったく痛みが引かないため近くの内科の病院を受診しました。

背中のほうにも痛みがあるような気がするため、念のためにお腹の超音波検査を受けたところ、膵臓がんと診断されました。

幸いにも他の臓器への転移はなさそうで、手術による切除が可能な段階だということです。

近隣の大学病院の肝胆膵外科への紹介状を書いてもらいました。

しかしFさんは、膵臓がんの手術がどんなものか気になりインターネットで調べてみると、膵臓がんの手術

は複雑で難しく、合併症が多いと書かれています。

　ちょっとしたミスが命取りとなるかもしれません。

　そこでFさんは、紹介先の大学病院の肝胆膵外科だけでなく、自分で「失敗しない腕の良い外科医」がいないか探そうと、雑誌やインターネットの「名医ランキング」を調べることにしました。

　外科医が登場する映画やドラマはたくさんあるのですが、最近では天才外科医・大門未知子が主人公の「ドクターX〜外科医・大門未知子〜」（テレビ朝日系）が大ヒットし、話題となりました。私たち外科医としては、大門未知子の「私、失敗しないので！」というかっこいい決めゼリフが衝撃的でした。

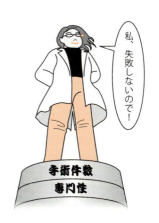

　手術で「失敗しない」ということは、「手術中や手術後に合併症が起こらない」という意味だと思います。

治療編【手術】

　命を預ける患者としては、当然「失敗しない外科医」に手術をお願いしたいのではないでしょうか？

　しかし、はたして大門未知子のような「失敗しない外科医」はいるのでしょうか？　実は、「絶対に失敗しない外科医」はいないとしても、「あまり失敗しない外科医」と「失敗しやすい外科医」がいるという研究報告があります。

### 「あまり失敗しない外科医」と「失敗しやすい外科医」

　スペインの大学病院で、ある手術の方法について合併症の危険因子に関する解析が行われました[29]。
　対象となった手術はダブルステープリング法といい、大腸（左側のS状結腸や直腸）の部分切除後に、自動縫合器という器械を使って腸をつなぐ方法です。

　この手術の最も嫌な合併症の1つに縫合不全（ほうごうふぜん）があります。これは、腸の縫合したところが、ちゃんとつながらずに便が漏れるという合併症です。
　この縫合不全が起こると、炎症が起こったり、膿がたまったり、熱が出たりするため、再手術の必要性や

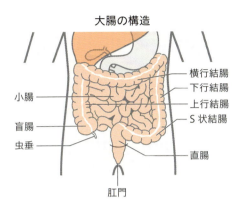

大腸の構造

入院の長期化、ときには重症化して死亡につながることもあります。

その大学病院では、1993～2009年の間に800人の大腸がん患者に対し7人の外科医がこの手術を行っていました。

執刀した7人は全員とも大腸の手術を専門とする経験豊富な外科医であり、手術は統一された手順に従って行われました。手術後に縫合不全が起こった症例と起こらなかった症例について調査し、それぞれ執刀した外科医の影響も含めて危険因子を調べました。

結果は、全体で縫合不全は49人（6.1％）に見られました。縫合不全を起こした患者では、死亡率が16％

治療編【手術】

まで上昇していました（縫合不全のない患者では2%）。

執刀した7人の外科医の縫合不全が起こる率を調べたところ、かなり差があることがわかりました。たとえば、外科医Cが手術した患者さんでは、縫合不全は1.2%（85人中1人）と少ないのですが、外科医Gでは12.0%（133人中16人）、外科医Dでは15.7%（51人中8人）と多く起こっていました（下図）。

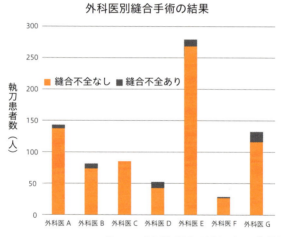

外科医別縫合手術の結果

*Surgery* 2017; **162**: 1006-1016. を元に作成

詳しく解析した結果、がんの部位（直腸）、性別（男性）、術前の腸閉塞、喫煙、糖尿病、輸血に加え、特定の外科医が縫合不全のリスクを高める最も重要な因子となりました。

たとえば、外科医Cが手術した場合に比べ、外科医Gが手術すると縫合不全のリスクが7.8倍となり、さらに外科医Dが手術するとリスクが13.5倍にも跳ね上がっていました。

　ダブルステープリング法は器械を使って腸をつなぐ手術なので、誰がやってもあまり結果に差が出ることはないと思われるかもしれません。
　しかし、どの外科医が手術をするかによって、明らかに縫合不全のリスクが異なるのです。外科医によって手術の結果に大きな差が出るのはなぜでしょうか？

## 件数が少なくても特化した専門医のほうがいい

　合併症の少ない腕のいい外科医に共通する要因について調べてみました。
　まず、手術の結果を左右する重要な因子は、外科医の経験です。これまでの多くの研究によると、外科医として働いている年数が長いほど、あるいは手術をした件数が多いほど、手術の結果が良い（たとえば、合併症が少ない）ことが示されています[30]。

治療編【手術】

　さらに、手術の結果に影響を与える因子として経験以上に重要なのが、外科医の専門性の高さであると言われています。これは、ある分野の手術を専門に行っている外科医のほうが、いろいろな手術を行っている外科医よりも、その専門分野の手術に関しての治療結果が良いということです[31]。

　外科医の専門性と手術の結果の関係を調査したアメリカでの研究結果を紹介します[32]。
　この研究では、ある特定の手術についての専門性を、「すべての手術を行った回数のうち、特定の手術を行った回数の割合」で定量化しました。
　たとえば、「大腸切除術の専門性」について考えてみます。ある外科医が1年間に行った20例の手術すべてが大腸切除術であった場合、専門性は100％です。逆に、1年間に100例の多種多様な手術を行っている外科医でも、大腸切除術が30例だった場合、トータルの手術の回数では多いにもかかわらず専門性は30％と低くなります。

　この研究では8つの手術について、外科医の専門性の高さと術後30日以内の死亡率との関係を調べました。

### 8つの手術の内訳

頸動脈内膜切除術：5505件、冠動脈バイパス移植術：2745件、弁置換：2627件、腹部大動脈瘤修復術：4679件、肺切除術：3616件、膀胱切除術：3319件、膵切除術：1612件、食道切除術：1049件

　結果ですが、肺切除術と膀胱切除術において、専門性が高い外科医の手術のほうが、手術数は多いが専門性が低い一般外科医の手術よりも死亡率が有意に低いということでした。肺切除術では28％低く、膀胱切除術では41％低いという結果でした。

　また、肺切除術、膀胱切除術、食道切除術では、手術を行った回数よりも、専門性の高さのほうが死亡率の低下により大きな影響を与えることがわかりました。

> ある手術について、「回数多く手術したことがあるが、そのほかいろんな手術もたくさんしたことがある」外科医よりも、「その手術ばかりをしている」外科医のほうが、その手術にかぎっては成績が良いということです

治療編【手術】

・・・・・・・・・ **専門性の高い医師の探しかた** ・・・・・・・・・

患者さんからすると、専門性の高い外科医に執刀してもらうのがベストであると言えます。しかし、外科医が執刀してきた手術の内容を知ることはできません。

では、外科医の専門性についてはどうやったら知ることができるのでしょうか？

一つには専門医の資格があります。ある研究によると、アメリカの外科専門医制度（The American Board of Surgery）の資格を取得している外科医のほうが、取得していない一般外科医よりも大腸切除術の術後合併症と死亡率が有意に低いという結果でした[33]。

日本においても、一般外科では日本外科学会専門医（指導医）、消化器外科では消化器外科専門医（指導医）、食道外科では食道外科専門医、肝胆膵外科では肝胆膵外科高度技能専門医（指導医）、内視鏡外科では内視鏡外科技術認定取得者などがあります。専門医の資格を取るためには、学会が認定した施設（病院）で、指導医の指導のもとに一定数の症例（手術例数）を経験する必要があります。

したがって、これらの専門医の資格を持っているか

Evidence 06

どうかも、合併症が少ない腕のいい外科医を選ぶ際の一つの基準になると思います。専門医資格の有無については、医療機関のホームページに掲載されている医師の紹介やプロフィールで確認ができます。

> **POINT**
>
> 合併症が少ない腕のいい外科医を見分ける方法としては、経験(経験年数、手術例数)が豊富な外科医であること、そして何より専門性が高い(たとえば大腸がんであれば、大腸がんの手術ばかりをしている)外科医を選ぶ

治療編【手術】

Evidence 07

## 大腸がん、早期胃がんにおける腹腔鏡手術は、開腹手術と比べても同等の成績である

❓ Gさん（70歳代、男性）は、大腸がん検診でステージⅡの大腸がん（S状結腸がん）と診断されました。

担当医からは、お腹の傷が小さくすむし手術後の痛みが少なく回復が早いからと、腹腔鏡手術を勧められました。

しかし、Gさんは新聞で、「某がん専門病院において腹腔鏡手術で数人のがん患者が死亡した」という記事を読みました。また、Gさんの知人が数年前に大腸がんの手術を腹腔鏡で受け、再発して亡くなったことを聞きました。

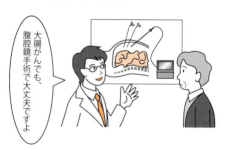

Evidence 07

　ほかにも、膵臓がんの腹腔鏡手術でカメラが他の臓器に当たったため、急きょ開腹手術へ術式を変更したという元同僚の話も聞いたことがあります。
　Gさんは、手術が難しく、費用も高くなる上、死亡例が報道されるような腹腔鏡手術を受けるべきか悩んでいます。

　手術はからだに負担になりますが、特に大きな傷になる開腹手術は患者さんの生活の質を低下させる最大の原因となることがあります。このため、負担の少ない（低侵襲）手術として腹腔鏡手術が行われるようになりました。

　腹腔鏡手術とは、お腹に小さな穴を数カ所開けて、そこからカメラやさまざまな器具を挿入して行う手術のことです。当初は良性疾患に対する手術として普及し、その後、がんなどの悪性疾患に対しても行われるようになりました。

　現在、多くの消化器がんの手術が腹腔鏡によって行われており、全国的に症例数は増加傾向にあります。

治療編【手術】

　たとえば、大腸がん、胃がん、食道がん（胸腔鏡あるいは胸腔鏡＋腹腔鏡による手術）、肝臓がんなどが対象となります。

　なかでも、大腸がんや胃がんに対する腹腔鏡手術の数は年々増加しており、最近では従来の開腹手術よりも多く選択されるようになってきました。

　腹腔鏡手術の最大のメリットは、お腹の傷（創）が小さくてすむため、術後の痛みが少なく、美容面でも優れていることです。開腹手術よりも術後の回復が早く、入院期間が短く、社会復帰も早くできる傾向にあります。

　また腹腔鏡手術では、腸管が外気に触れないため、

腹腔鏡手術の創：胃がんの例

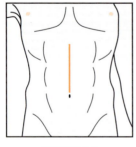

開腹手術の創

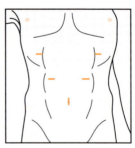

腹腔鏡手術の創

癒着が少ないと言われています。これに伴い、手術後の合併症である腸閉塞が少ない傾向にあります。

　一方、腹腔鏡手術のデメリットとしては、開腹手術に比べて手術手技が特殊で難しいこと、カメラに映っていない場所で起こった臓器の損傷などを見落とすおそれがあること、さらに、予期せぬ出血など手術中の合併症に対して対応が遅れる場合があることです。
　実際に、ある施設では難易度の高い肝胆膵領域の手術を腹腔鏡手術で行ったために、多数の患者さんが合併症で死亡したという事例が報道されました。

　加えて、導入当初より腹腔鏡手術では、がんの取り残しや再発が多いのではないかといった意見がありました。では、実際のところはどうなのでしょうか？

## 胃がんに対する腹腔鏡手術

　まずは、2016年の早期胃がんの腹腔鏡手術と開腹手術を比較した研究報告を紹介します[34]。
　2003〜2015年に発表された、8つの臨床試験の早期胃がんの患者732人を対象とし、腹腔鏡胃切除（374

治療編【手術】

人）と開腹胃切除（358人）の短期と長期の成績を比較しました。

結果ですが、開腹胃切除に比べ、腹腔鏡胃切除では短期・長期ともに合併症の発生率が有意に低くなっていました。一方で、長期の再発率と死亡率に関しては差がありませんでした。

進行胃がんに対しても、韓国で腹腔鏡胃切除と開腹胃切除の臨床試験が行われており、術後合併症と3年目の無病生存率に差を認めないとの報告でした[35]。

日本でも最近、ステージⅡ/Ⅲの胃がん患者610人を対象とし、腹腔鏡胃切除（305人）と開腹胃切除（305人）を比較した臨床試験の結果が報告されました[36]。

この試験によると、再発率は腹腔鏡胃切除グループで29.8％、開腹胃切除グループで30.8％とほぼ同等であり、また5年生存率は腹腔鏡胃切除グループで54.2％、開腹胃切除グループ53.0％と差を認めませんでした。

このように胃がんについては、腹腔鏡胃切除は開腹胃切除と比較して合併症が少なく、また長期予後に関しても開腹手術と同等の結果が得られることが証明さ

れつつあります。

　ただし、2018年に発行された日本の『胃癌治療ガイドライン 医師用 第5版』では、胃がんへの腹腔鏡手術の適応は、切除ができる胃の出口（幽門）側の初期（ステージⅠ）のがんであれば選択肢の一つとなると記載されています。したがって、さきほどのステージⅡ/Ⅲの胃がんに対しては、あくまでも臨床試験の段階の話ですので、腹腔鏡手術を受ける場合は担当医との相談が重要です。

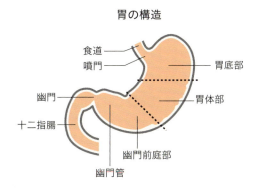

胃の構造

## 大腸がんに対する腹腔鏡下手術

　次に、Gさんと同じ大腸（結腸）がんに対する腹腔

治療編【手術】

鏡手術と開腹手術の比較についての報告です。

まずは2015年にイタリアから報告された臨床試験の結果です[37]。

この試験では、結腸がん患者304人を対象とし、154人が腹腔鏡手術、150人が開腹手術を受けました。10年目の時点における全生存率は腹腔鏡グループが87.2％、開腹グループが78.7％（有意差なし）で、無再発生存率は腹腔鏡グループが80.9％、開腹グループが76.8％（有意差なし）でした。

次に、オランダを中心としたヨーロッパの多施設で実施された臨床試験についてです[38]。

1248人の結腸がん患者が登録され、最終的には256人（腹腔鏡手術125人と開腹手術131人）が10年目での解析が可能でした。

結果ですが、全生存率は腹腔鏡グループが48.4％、開腹グループが46.7％（有意差なし）で、無再発生存率は腹腔鏡グループが45.2％、開腹グループが43.2％（有意差なし）でした。再発率に関しても、腹腔鏡グループで29.4％、開腹グループで28.2％とほぼ同等でした。

| | 10年目の成績 | 腹腔鏡手術 | 開腹手術 |
|---|---|---|---|
| イタリアの臨床試験[37] | 全生存率 | 87.2% | 78.7% |
| | 無再発生存率 | 80.9% | 76.8% |
| ヨーロッパの多施設臨床試験[38] | 全生存率 | 48.4% | 46.7% |
| | 無再発生存率 | 45.2% | 43.2% |
| | 再発率 | 29.4% | 28.2% |

　日本でも、ステージⅡ/Ⅲの結腸がん患者1057人を対象とした臨床試験の早期成績が報告されています[39]。このうち533人が腹腔鏡手術、524人が開腹手術を受けました。

　腹腔鏡手術では出血量、痛み止めの使用量、また術後の合併症が有意に少なく、入院期間も短いという結果でした。

## 腹腔鏡手術を受ける際の注意点

　このように、大腸（結腸）がん、胃がんに関しては腹腔鏡手術は負担が少なく安全であり、長期の成績（再発率や死亡率）は従来の開腹手術と変わらないことが報告されています。

　もちろん、すべてのがん患者さんに腹腔鏡手術ができるわけではありませんが、腹腔鏡手術が選択肢とし

治療編【手術】

て考えられる場合には、あえて開腹手術を選ぶ理由はないと考えられます。

ただし、腹腔鏡手術は特殊なテクニックを必要としますので、できるだけ多くの手術を経験している専門施設で受けることをオススメします。

腹腔鏡手術の件数については、病院のホームページなどで調べるか、担当医に直接聞いてみましょう。

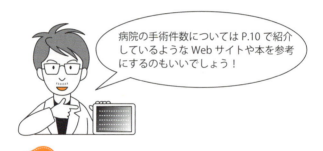

病院の手術件数についてはP.10で紹介しているようなWebサイトや本を参考にするのもいいでしょう！

POINT

大腸（結腸）がん、胃がん（特にステージⅠ）に対する腹腔鏡手術は安全で、開腹手術に比べて長期予後も同等であるので、腹腔鏡手術が選択可能であれば、手術例数の多い専門施設で受けることを検討すべきである

Evidence 08

# 術後の痛みを減らすことで生存期間が27カ月、再発しない期間が10カ月長くなる

? 大酒飲みのHさん（70歳代、男性）は、もともとお腹に違和感をおぼえていたのですが、ある日突然ひどいお腹の痛みに襲われました。

近くの市中病院に救急搬送され、CT検査で膵臓がんが発見されました。そのため、そのまま手術を受けました。

手術は全身麻酔下で開腹をして、膵臓の体部と尾部を切除しました。併せて脾臓も摘出しました。

数時間後、麻酔から目覚めました。しばらくはほとんど痛みを感じませんでしたが、夜からお腹に強い痛みが出ました。

Hさんはもともと我慢強い性格で、あまり人に痛みを訴えることはありません。

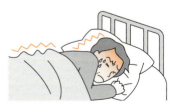

治療編【手術】

> 看護師には「痛いときにはナースコールを押して呼んでください」と言われましたが、ナースコールが頻繁に鳴っているのか、廊下から看護師の声が聞こえてきます。夜勤体制で忙しそうです。

　がんの手術後には、傷の痛みはもちろんですが、手術に関連したさまざまな部位の痛みを伴います。特に膵臓がんの手術では、通常、比較的傷が大きな開腹手術になりますので、痛みも強くなる傾向にあります。

　最近では、麻酔の進歩や痛み止めの開発などにより、術後の痛みのコントロールも徐々に良好になってきました。しかし、個人差はありますが、まだ術後の痛みに苦しむ患者さんがいるのもたしかです。
　そして、この術後の痛みはストレスとなってからだのホルモンバランスを乱し、免疫力を低下させることから、がんの進行や転移を促進する可能性が指摘されています。

## 手術後の痛みは予後不良因子となる

膵臓がんの手術後の痛みのコントロールと生存率（予

後)との関係について興味深い研究結果が報告されています。

　2009〜2014年に膵臓がんの手術を受けた患者221人を対象とした研究です[40]。このうち66人がHさんと同じ膵体部と膵尾部(膵体尾部)の切除でした。

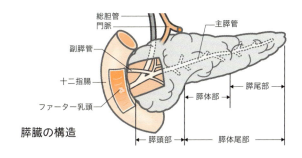

膵臓の構造

　術後1, 2, 3, 5, 7日目の痛みを看護師の問診によって評価し、痛みの程度を11段階(0〜10)で記録しました。
　このうち、術後早期(1, 2, 3日目。以下、「手術直後」)の痛みの平均と術後晩期(5, 7日目。以下、「その後」)の痛みの平均を求めました。「その後」の痛みが「手術直後」の痛みよりも減っている場合に「痛みのコントロール良好」とし、「その後」の痛みが「手術直後」の

治療編【手術】

痛みと変わらないか悪化している場合に「痛みのコントロール不良」と定義しました。

　この手術後の痛みのコントロールと患者の生存率（予後）との関係を調べました。

　Hさんと同じ膵体尾部切除術を受けた患者に関する結果は――

▽全生存期間（中央値）
　（がん以外の原因で死亡したケースを含む期間）
「痛みのコントロール良好」のグループ　42.0カ月
「痛みのコントロール不良」のグループ　15.0カ月

▽無再発生存期間（中央値）
　（がんが再発せずに生存した期間）
「痛みのコントロール良好」のグループ　18.0カ月
「痛みのコントロール不良」のグループ　8.0カ月

　一方で、膵頭十二指腸切除（膵頭部とここに接している十二指腸の切除）を受けた患者では、痛みのコントロールと生存率に関する同様の傾向は見られたものの、統計学的には明確な差はありませんでした。

### 痛みのコントロール別の全生存率と無再発生存率

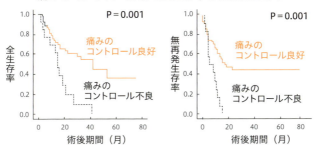

*World J Gastroenterol* 2017; **23**: 676-686. を元に作成

　膵臓がんの生存率（予後）に悪い影響を与える要因としては、①リンパ節転移、②腫瘍の大きさが 3cm 以上、③補助化学療法を受けていないのほかに、痛みのコントロール不良も同様に指摘される結果となりました。

　つまり、膵体尾部切除術後に、しっかりと痛みをコントロールできた患者では、コントロールができなかった患者より生存期間が長かったという結果でした。

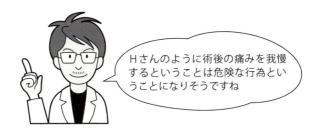

Hさんのように術後の痛みを我慢するということは危険な行為ということになりそうですね

治療編【手術】

## 手術後の痛みは予後不良因子となる

　どうして手術後の痛みが生存率に関係しているのでしょうか？

　はっきりとした理由はまだわかっていませんが、ある研究によると、術後の痛みはストレスとなり、神経や内分泌バランスを乱し、炎症を引き起こし、また免疫力を低下させると考えられています。

　これらの痛みがもたらす一連の変化が、がんの進行を速めている可能性があります。

　実際に、いくつかの動物実験では、手術中および手術後の痛み（特に手術直後の強い痛み）が、がんに対する免疫の最前線で活躍するNK（ナチュラル・キラー）細胞の活性を低下させ、がんの転移を促進することが示されています。

　がんの手術後には、痛みを我慢せずにきちんと看護師や担当医に報告し、しっかりと痛み止めの治療を受けることが重要であると思われます。

Evidence 08

> **POINT**
>
> 術後の痛みを我慢すると、ストレス、炎症、免疫力低下の原因となり、生存率が低下する可能性がある。がん手術後の痛みは我慢せず、すぐに看護師や医師に報告する

## Column 2　手術翌日からのリハビリは本当に有用？

　がんの手術後は、しばらく安静にして入院したほうがいいと考えられている人は多いと思います。

　しかし、最近では手術後できるだけ早くからリハビリを始めたほうが入院期間を短縮でき、術後の合併症の減少や体力低下からくる寝たきり状態（廃用症候群）の予防ができるという認識が広まってきています。

　術後早期からリハビリを始めるプログラムをenhanced recovery after surgery（ERAS：術後強化回復プログラム）と呼びますが、このERASが腹部手術後の合併症を30％減らし、入院日数を平均2.5日短くするという研究報告があります[1]。

　がん患者さんは、がんに伴う症状や、手術・化学療法・放射線治療の影響により、身体機能の低下や障害が生じやすいです。

　がん手術後のリハビリは、からだの機能障害にを回復させ、できるだけ早く退院や社会復帰することができるようにすることも目的としています。

　具体的には、手術後できるだけ早くから座ったり立っ

たりしてベッドから離れること、すなわち「早期離床」を目指します。

　私も、手術後早くからリハビリを始めた患者さんのほうが、回復が早く、合併症が少ないと実感しています。
　ですので、特別な理由がないかぎりは、担当医やリハビリ医、看護師・理学療法士らと相談しつつ、術後早期から積極的にからだを動かすことをオススメします。

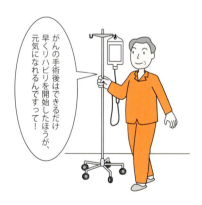

〈参考文献〉
1) Visioni, A., et al. : Enhanced Recovery After Surgery for Noncolorectal Surgery?: A Systematic Review and Meta-analysis of Major Abdominal Surgery. *Ann Surg* 2018; **267**: 57-65.

治療編【化学・免疫療法】

Evidence 09

## 抗がん剤治療の効果には免疫力が関係する。免疫細胞の量によって、死亡または悪化するリスクが9倍にも膨れ上がってしまう

❓ Iさん（50歳代、男性）は、最近のとある日、トイレに行くと便に血が混じっていることに気づきました。

しかし、Iさんは仕事が忙しく、数日後、仕事の合間を縫って休みをとり病院で検査を受けました。そこで大腸がんが発見されたのですが、さらに肝臓へ転移していました。

肝臓への転移が見られたため、全身の抗がん剤治療を受けることとなりました。

以前、Iさんは何かの本で「がんは免疫の病気である」「抗がん剤は免疫力が落ちていると効果がない」ということを目にしていました。

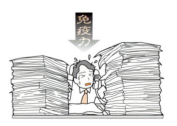

Iさんは仕事のストレスが強く、生活のリズムも乱れていた

> ため、自分ががんになったのは免疫力の低下のせいではないかと考え、今から受ける抗がん剤治療も乗りきれるかどうか不安でしかたありません。

　ちまたには、抗がん剤は効かないと訴える本がたくさん出ています。きっと多くの人がそのような本やインターネットでの情報を見聞きし、抗がん剤は苦しいだけのもの、延命させるだけのもの……、などと嫌なイメージを持っていることでしょう。

　しかし、抗がん剤治療はれっきとしたエビデンスのある標準治療です。もちろん患者さん全員に効果が見られるわけではありません。

　とはいえ、抗がん剤によってがんが消失すること（完全寛解）もありますし、手術と組み合わせることで進行がんが治ることもあります。

　では、「効かない！　効かない！」と言われたりする抗がん剤が効くかどうかは何で決まるのでしょうか？

治療編【化学・免疫療法】

## 抗がん剤が効く人、効かない人

　もちろん、抗がん剤の種類や量、あるいはがんの性質などによって効果（反応）が変わってくるのは間違いありませんが、患者さんの体力や免疫力も、抗がん剤治療が効くかどうかに重要な役割を果たしていると考えられています。

　Ｉさんのように、仕事で忙しいビジネスマンは、生活のリズムが狂い、食生活が乱れていることも多く免疫力が落ちている可能性があります。

### ●3つの免疫細胞

　ここで患者の治療前の免疫力が、大腸がんに対する抗がん剤治療後の生存率を左右するという研究報告を紹介しましょう。

　その前に、治療前の免疫力はどう調べるのでしょうか。それは、血液中の免疫細胞の量でわかります。
　私たちのからだの中には、からだの外から侵入してきた細菌・ウイルスや、がん細胞のように正常な機能を果たさない細胞など、病気の原因となるものと闘っ

てからだを守る免疫細胞がいます。

この免疫細胞は敵ではない正常な細胞までも攻撃してしまうことがあります。そんなことがないように監視し、攻撃を抑制する現場監督のような免疫抑制細胞がいます。

話を研究報告の紹介に戻します。

これまでは、抗がん剤治療前の免疫細胞の状態が治療結果に影響するのかよくわかりませんでしたが、これを国立がん研究センター中央病院（東京）の研究グループが明らかにしました[41]。

彼らは、初めて抗がん剤治療を受ける40人の転移性または再発の大腸がん患者を対象に臨床試験を行いました。

まず抗がん剤治療を開始する前に患者40人の血液中の25種類の免疫細胞の量について詳しく調べ、免疫細胞が多いグループと少ないグループの2つに分け生存期間を比較しました。

その結果、血液中の3つの免疫細胞の量が生存期間と相関していることがわかりました（次ページ図表）。

攻撃役の細胞、指令出し役の細胞、監視役の細胞……

治療編【化学・免疫療法】

私たちの血液のなかにはこの3つの免疫細胞が全部存在します。

| 攻撃・指令する免疫細胞 | ① がん細胞を攻撃する細胞（キラーT細胞） |
|---|---|
| | ② 攻撃の指令を出す細胞（ヘルパーT細胞） |
| 攻撃を抑制する免疫細胞 | ③ がん細胞への攻撃が仲間の正常な細胞にまで及んでないか監視する細胞（M-MDSC） |

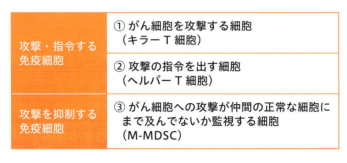

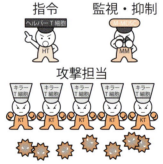

これら3つの免疫細胞は、がん細胞と闘うために連携して攻撃を強めたりゆるめたりします。なので、①の攻撃役・②の指令役の免疫細胞が少ないとがん細胞をやっつけられず生存期間が短くなり、がん細胞への攻撃をゆるめてしまう③の監視役の細胞が多くてもがん細胞を十分にやっつけられず生存期間が短くなると

いう結果が示されました。

そして、3つの免疫細胞のそれぞれの数で見ると、①の攻撃役の細胞が少ない、②の指示出し役の細胞が少ない、③の監視役の細胞が多い——のうち、2つ以上あてはまると、死亡あるいは病状が悪化するリスクがおよそ9倍に高まることも同時に報告されています。

治療前の血液中の免疫細胞の状態は、転移性または再発の大腸がん患者での抗がん剤治療の効果を決定する重要な因子であることがわかりました。

つまり、免疫力が高い患者は、抗がん剤治療によって長生きする可能性が高いという結果でした。

・・・・・・・・・・・・・・ **免疫力の上げかた** ・・・・・・・・・・・・・・

抗がん剤治療を始める前に免疫力を上げたい場合、何をすればいいのでしょうか？　それは「生活を正す」ことです。基本的にはそれだけで十分です。

では、生活を正すとはどういうことでしょうか。簡単なことです。

❶ 夜間に十分な睡眠をとる
❷ 規則正しく三食、栄養価の高い食事を摂る
❸ 定期的に運動をする

治療編【化学・免疫療法】

などが挙げられます。P.186 の「Evidence 23」でも詳しく紹介していますのでご参照ください。

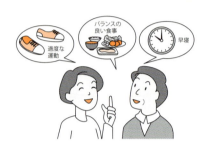

> POINT
>
> 抗がん剤治療の効果（生存率）には免疫力が関係する。免疫力が高い患者のほうが、抗がん剤治療によって長生きすることが研究より明らかとなっている。抗がん剤治療前から積極的に免疫力を高める生活を心がける

Evidence 10

# 抗がん剤の副作用が出たほうが、出ないときよりも死亡リスクが57％低下

❓ Jさん（60歳代、女性）は、入浴中に右乳房のしこりのようなものに触れたので、仕事が休みの日に近くの乳腺クリニックを受診しました。

細胞診の結果、右乳がんと診断されました。

Jさんの乳がんはまだ早期がんでしたので、手術は乳房の全摘出術ではなく、部分切除による温存手術に決定しました。ただし、手術による治療効果を上げるために、手術後に抗がん剤治療を受けることになりました。

初回の抗がん剤治療から1週間後の血液検査で「好中球」が減少しているという結果が出ました。好中球とは細菌や真菌（カビ）などから守ってくれる血液中の細胞の1つだそうです。

担当医には、「心配しないでいいですよ。副作用が出たほうが、高い治療効

抗がん剤の副作用って、出たほうがいいってホントですか？

## 治療編【化学・免疫療法】

果が期待できます」と言われましたが、Jさんは不安でしかたありません。

　抗がん剤による治療は副作用が不安で怖い人も多いと思います。そのせいで、「抗がん剤は効き目がなく、毒でしかない！」と言う人が出てくるほどです。

　抗がん剤治療の副作用は、患者さんにとって非常に厄介な問題であり、脱毛や吐き気などをはじめ、Jさんのような好中球減少や肝機能障害を起こすことがあります。
　患者さんの日常の生活の質を低下させるばかりでなく、ときに治療を延期または中止せざるをえない事態を引き起こす原因にもなります。

　その一方で、信じられないかもしれませんが「抗がん剤の副作用が出たほうが、治療効果が期待できる」というエビデンスもあるのです。

## からだを守ってくれる好中球

　Jさんの抗がん剤治療で減少した好中球とは、細菌による感染から、からだを守るという重要な役割を果たしています。変な名前ですが、検査液で中性の色素に反応して球体の中核が紫色に変色するので、この名前がつきました。白血球には好酸球、好塩基球もありますが、同様に酸やアルカリ（塩基）での色素でそれぞれ変色することにちなんでいます。

　さて、抗がん剤治療の代表的な副作用の一つとして、白血球をつくる骨髄の活動の低下があります。白血球は、好中球、好酸球、好塩基球、リンパ球、単球に分類され、それぞれ違った役割を持っています。好中球は白血球の50％以上を占める免疫細胞で、感染からからだを守る上でその数はとても重要です。

　そう言うと、数が減ってしまうのは危なそうですが、もともとどのくらい数が存在し、どのくらいまで減ってもいいものなのでしょうか？

　一般に、健康であれば血液中の好中球数は1マイクロリットル（$\mu$L）あたり4000〜9000個が存在します。

治療編【化学・免疫療法】

この数が 1000 個未満まで減ると感染のリスクが高くなり、500 個未満までに減ると、感染のリスクが大幅に上昇すると言われています。ひどい場合には、発熱を伴う発熱性好中球減少症という重大な合併症を引き起こすこともあります。

## 生存率が高くなるサイン

　Ｊさんが担当医に心配しないでいいと言われたように、これまでの多くの研究によると、抗がん剤治療中に起こる好中球減少は、乳がん、子宮頸がん、膵臓がん、および卵巣がんの患者における生存率が良くなるサインとして報告されています。

　つまり、抗がん剤による好中球減少は「その薬ががんに効いている証拠」と言える場合もあるということです。

　それでは、実際の研究結果についてみてみましょう。
　抗がん剤治療を受けたＪさんと同じ乳がん患者 325 人を対象とした研究です [42]。シクロフォスファミド、エピルビシン、フルオロウラシルという抗がん剤 3 種類を注射する、乳がんの代表的な抗がん剤治療を行い、好中球減少と全生存率との関係を調査しました。

結果は、好中球減少が見られた患者では、好中球減少が見られなかった患者に比べて明らかに全生存期間が長かったということが示されました。

5年生存率は、好中球減少が見られなかった患者では65％であったのに対して、軽度の好中球減少が見られた患者では89％、重度の好中球減少が見られた患者では84％でした（下図）。

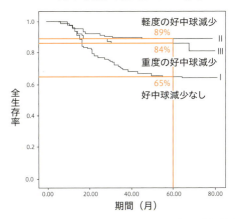

好中球減少発症別の全生存率

*Breast Cancer Res Treat* 2012; **131**: 483-490. を元に作成

研究データをさらに詳しく解析してみても、好中球減少は治療経過の良い見通しと関連するという結果が出ました。重度の好中球減少が見られると死亡リスクが36％低下し、軽度の好中球減少が見られると死亡リ

治療編【化学・免疫療法】

スクが57%も低下していたのです。

　以上より、乳がん患者では抗がん剤による好中球減少は治療経過の良い見通し（良好な予後）のサインであり、特に軽度の好中球減少が見られた患者では死亡リスクが半分以下に低下するという結果でした。

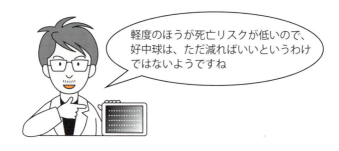

　同じような結果が、他のがんでも報告されています。参考までに、好中球が減少すると治療効果が期待されると報告されているがんと抗がん剤の組み合わせをまとめてみます。（右上表）
　このように、多くのがんで、抗がん剤による好中球減少は治療効果が高いというサインになることが報告されています。

### 好中球減少が治療効果の高さを表す
### がんと抗がん剤の組み合わせ

| がんの種類 | 抗がん剤 |
|---|---|
| 卵巣がん | カルボプラチン＋パクリタキセル |
| 子宮頸がん | カルボプラチン＋パクリタキセル |
| 膵臓がん | ゲムシタビン |
| 胃がん | エピルビシン＋オキサリプラチン＋フルオロウラシル、S-1 |
| 肺がん（非小細胞肺がん） | ビノレルビン、ゲムシタビン、シスプラチンの組み合わせ |

・・・・・・・・・・・・　**好中球が減少したら**　・・・・・・・・・・・・

　好中球が減少したら、細菌やウイルスに感染しやすくなってしまいます。

　では、対策はあるのでしょうか？

　一般的に好中球は、抗がん剤を投与して7〜14日後に最も減少します。

　感染すると、腹痛や下痢、吐き気の腹部症状や口内炎、鼻水、咽頭痛、発熱、寒気、関節痛などの症状が出ます。

　好中球が減少しているときに、患者さんが日常生活のなかでできる感染対策があります。

　まずは外出後や何かに触れた後は、石鹸等で丁寧に

治療編【化学・免疫療法】

手を洗い、うがいをします。うがいは水でかまいません。
　からだ中についている菌を減らすために毎日お風呂やシャワーでからだを洗い、清潔な衣服を着て過ごしましょう。
　食事はできるだけ食中毒を避けるため火が通ったものを食べましょう。決して生ものがだめというわけではありません。
　できるだけ部屋は掃除し、空気の入れ替えを行いましょう。
　このほかにも、口の中をうがいや歯磨きなどで常にきれいにしておくことや十分に睡眠をとることなど日常の生活のなかで感染を防ぐためにできることはあります。

　とても嫌われがちな抗がん剤ですが、副作用もこのような細心の注意で防ぐことができます。

> **POINT**
>
> 抗がん剤の副作用である好中球減少が見られたほうが治療結果が良く、予後が期待できる

## Column 3 頭を冷やすことは抗がん剤による脱毛に本当に有用？

　抗がん剤の最も知られている副作用は、きっと髪の毛が抜けること（脱毛）ではないでしょうか？　映画『世界の中心で、愛をさけぶ』（2004年、東宝系）のなかで、女優・長澤まさみが演じる若いヒロインが抗がん剤治療で髪の毛が抜けてしまうエピソードはとても印象的でした。

　脱毛は男女問わず精神的な苦痛となり、著しく生活の質を落とします。特に女性にとっては、がんの治療を選択する上で、できれば最も避けたい副作用であると言えます。

　抗がん剤の種類や治療期間にもよりますが、脱毛は抗がん剤治療後2〜3週間で始まります。脱毛は一時的なもので、多くの場合、治療終了後3〜6カ月で再び毛が生え始めますが、なかには毛根のダメージがひどく、永久脱毛となってしまうこともあります。

　現在、抗がん剤による脱毛を防ぐための有効な方法はまだ確立されていません。しかし海外の臨床研究で、

ディグニキャップ（DigniCap）という頭皮冷却装置を使用することで、抗がん剤による脱毛を防げるという結果が報告されました[1]。

術前抗がん剤治療を受ける早期（ステージⅠ/Ⅱ）の乳がん患者122人を対象としたアメリカの臨床試験です。106人が頭皮を冷却し、16人は冷却しませんでした。

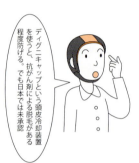

ディグニキャップという頭皮冷却装置を使うと、抗がん剤による脱毛がある程度防げる。でも日本では未承認

頭皮冷却の方法は、抗がん剤注入の30分前から頭皮冷却を開始し、注入中から注入後90〜120分間、頭皮の温度を3℃に保ちました。

結果は、頭皮冷却をし評価ができた101人中67人（66%）で脱毛の予防効果（50%以下の脱毛）が見られ、冷却しなかった16人ではこのような効果は見られませんでした。

しかし残念なことに、日本ではまだ頭皮冷却装置は薬事承認されていません。国立がん研究センター中央病院（東京）や熊本中央病院で臨床研究（治験）が行われていたり、医療機関によっては試験的に頭皮冷却装置が導入されていたりするのが現状です。

その代わり、医療用ウィッグが専門メーカーより販売されているので、抗がん剤治療を受けることが決まったら、治療開始前に準備するとよいでしょう。販売店にて毛髪技能士が患者さんに合った仕様のウィッグの相談に対応してくれます。

　現在は、材質で人毛（人毛に特殊加工を施したもの）、人工毛（合成繊維）、ミックス毛（人毛＋人工毛）などのタイプがあり、既製品、セミオーダー、フルオーダーで購入できます。

　医療用ウィッグの購入や試着についてわからない場合は、まず看護師やメディカルソーシャルワーカー（MSW）に相談してみるとよいでしょう。

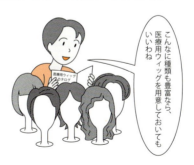

〈参考文献〉
1) Rugo, H.S., et al. : Association Between Use of a Scalp Cooling Device and Alopecia After Chemotherapy for Breast Cancer. *JAMA* 2017; **317**: 606-614.

治療編【化学・免疫療法】

Evidence 11

## 進行がんであっても、抗がん剤治療でステージが下がることで5年以上の長期生存も期待できる

? Kさん（50歳代、男性）は、会社の健康診断で血液検査の異常があり、数日後、近くの総合病院で精密検査を受け、膵臓がんが見つかりました。

また、肝臓にも1カ所小さなしこりがあることがわかり、膵臓がんの肝転移が疑われました。

担当医からは、「ステージⅣであり、手術で切除ができない」と言われました。

そこで、最近使われるようになった効果が高い全身化学療法（抗がん剤治療）が提案されました。

担当医からは、「ステージⅣの膵臓がんに根治は期待できません。この抗がん剤は延命のためです」と言われました。

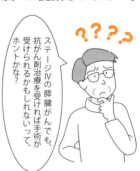

ステージⅣの膵臓がんでも、抗がん剤治療を受ければ手術が受けられるかもしれないって、ホントかな？

しかし、インターネットで調べてみると、「最

近ではステージⅣのがんでも、抗がん剤治療でステージが下がって手術ができるようになる場合もある」と書いてありました。

Kさんは、抗がん剤治療でステージが下がるかもしれないと密かに期待して治療を受けることにしました。

一般的に、がんが他の離れた臓器に転移している状態は、最も進んだステージ（ステージⅣ）となり、手術による切除の適応とはなりません（これを切除不能と言います）。

ステージⅣのがんに対しては、ほとんどの患者さんで全身化学療法（抗がん剤治療）が行われますが、これまでは根治（がんが完全に治ること）を目指すものではなく、がんの進行を遅らせたり、症状を緩和したりすることが目的でした。

しかし、最近ではより効果の高い抗がん剤が導入され、がんのサイズが小さくなったり、他臓器へ転移していたがんが消えたりして、結果的に原発巣（大元のがん）の切除手術ができるようなケースが出てきました。

治療編【化学・免疫療法】

　このように、抗がん剤治療などによりステージ（病期）を下げることをダウンステージング（downstaging）と言います。がんがダウンステージすると、当初は切除手術が不可能だったものが可能になることがあり、このような手術をコンバージョン手術（conversion surgery：転換手術）と言います。

　つまり、もともとは根治手術の予定ではなかったのが、治療方針を転換（コンバージョン）して手術を行うという意味です。がんが完全に切除できれば、さらなる生存期間の延長が期待できます。

## ダウンステージングとコンバージョン手術

### ● 胃がん

　実際にダウンステージングが得られ、切除手術が可能となった症例があります。

　切除不能胃がんに対する強力な抗がん剤治療の安全性（副作用）と有効性（奏功率、無再発生存期間、全生存期間）を調べた日本の臨床試験の結果です[43]。

　対象は、遠隔転移（リンパ節、腹膜、肝臓、骨、肺、副腎など）、または、がんが胃に隣接する臓器へ広がっているために切除不能と診断された胃がん患者43人

(男性27人、女性16人、平均年齢59歳)です。治療方法はmDCS療法という、減量ドセタキセル、シスプラチン、S-1の併用療法です。

結果は、全体の治療効果があった割合(奏功率)が79％であり、このうち、がんの完全消失(完全奏効)が2人(4.7％)、がんのある程度以上の縮小(部分奏効)が32人(74.4％)でした。全生存期間(中央値)は722日(約2年)でした。

43人中15人(35％)で遠隔転移の消失とダウンステージングが得られ、根治的コンバージョン手術が可能となりました。コンバージョン手術ができなかった症例(化学療法のみ)に比べると、コンバージョン手術が可能であった患者の生存期間は延長していました(下図)。

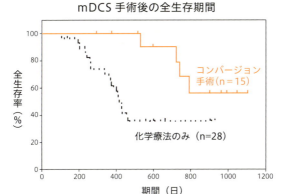

mDCS手術後の全生存期間

*Cancer Chemother Pharmacol* 2017; **80**: 707-713. を元に作成

治療編【化学・免疫療法】

　これらの結果より、mDCS療法は切除不能な胃がんに対して非常に高い有効性を示し、コンバージョン手術への移行を可能にする化学療法であると結論づけられています。

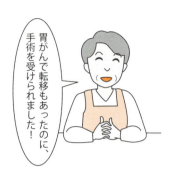

胃がんで転移もあったのに、手術を受けられました！

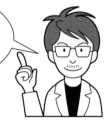

たとえ、ステージⅣの切除不能胃がんであっても、抗がん剤治療が奏効してコンバージョン手術ができれば、長期生存も可能なのです

● 膵臓がん

　次に、難治がんの代表とされる膵臓がんです。

　膵臓がんでは、70〜80％の患者さんが診断された時点で切除不能（手術ができないほど進行した状態）です。以前はこのような切除不能症例に対しては、緩和目的や延命目的の抗がん剤治療しかありませんでした。

　ところが、最近では強力な抗がん剤治療の導入により、ダウンステージングが得られコンバージョン手術が可能となる症例も出てきました。

Evidence 11

　Kさんと同じ転移性膵臓がん患者535人を対象としたイタリアの研究を紹介します[44]。

　結果から先に言いますと、24人（4.5%）において抗がん剤治療によるダウンステージングが得られ、切除手術が行われました。

　この24人は、全員が肝転移を認め、その数は1個（5人）、2個（5人）、およびそれ以上（14人）でした。他の臓器への転移はありませんでした。

　24人全員が受けた抗がん剤治療は、以下のとおりでした。

- FOLFIRINOX療法（オキサリプラチン、イリノテカン、フルオロウラシル、レボホリナートカルシウムの併用療法）：16人
- ゲムシタビン単独：5人
- ゲムシタビン＋ナブパクリタキセル併用：3人

　結果は、原発巣（膵臓）の腫瘍の大きさ（平均値）が31mmから19mmまで有意に縮小しており、治療効果の判定に役立つ血液中の腫瘍マーカー（CA19-9）の値（中央値）が596U/mLから18U/mLまで著明に減少していました。

治療編【化学・免疫療法】

　診断後、平均 10 カ月後に切除手術（膵頭十二指腸切除術 14 人、膵体尾部切除術 10 人）を行っており、顕微鏡検査で確認すると 24 人中 21 人（88％）でがんが完全に切除できていました。術後の補助化学療法は 15 人（63％）に行われていました。

　全患者における無病生存期間は 27 カ月（中央値）であり、全生存期間は 56 カ月（中央値）でした。

　以上より、たとえ転移があるステージⅣの膵臓がんでも、抗がん剤治療によってダウンステージが得られて切除できた場合には、長期の生存（なかには 5 年以上）が期待できるという結果でした。

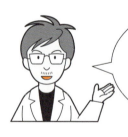

最近の FOLFIRINOX 療法といった強力な抗がん剤治療の登場により、診断された時点では転移がある膵臓がんでも、切除手術が可能となるケースも出てきました

Evidence 11

　これは膵臓がんにかぎった話ではなく、腎臓がんや肝がんでも同様に、肺転移があるケースなどで転移がんが消失し原発巣の切除ができることがあります。

POINT

ステージⅣの切除不能のがんと診断された場合でも、抗がん剤治療によって転移が消失し、ステージが下がることがある。この場合、切除が可能になることもあり、長期生存できる可能性もある

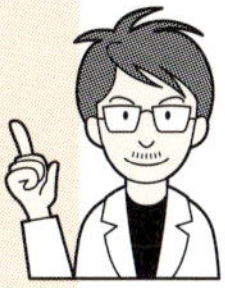

治療編【化学・免疫療法】

Evidence 12

## 免疫チェックポイント阻害剤は、10〜30%のがん患者に高い効果が期待される

❓ Lさん（60歳代、男性）は、ステージⅣAの肺がん（非小細胞肺がん）と診断されました。

がんを切除できないため、通常の抗がん剤治療を受けていました。

抗がん剤治療はしばらく効いていましたが、最近のCT検査でがんが大きくなっていました。

担当医は、次の治療として免疫チェックポイント阻害剤への変更を考えていると話していました。

Lさんが家でテレビを観ていると、免疫チェックポイント阻害剤の特集がありました。そのなかで、免疫チェックポイント阻害剤は、ノーベル

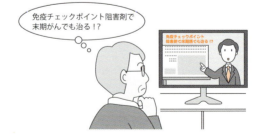

賞を受賞した研究者が開発にかかわったことで有名で、転移・再発したがんでも治る可能性がある新しい薬として紹介されていました。

ただ、とても高価で、患者によっては効果がないとも聞きます。

最近、手術、抗がん剤、放射線に次いで第四の標準治療として、免疫チェックポイント阻害剤という薬が注目されています。

免疫チェックポイント阻害剤は、2018年10月に京都大学特別教授の本庶佑先生がノーベル賞を受賞されたことでも知られる画期的ながんの薬です。

この薬は今までの抗がん剤が効かなかった患者さんや、再発して打つ手のない患者さんにも効果が見られる場合もあり、「夢のくすり」とも呼ばれています。

しかし、この免疫チェックポイント阻害剤は、すべての患者さんに効くわけではなく、一部の患者さんにしか効果が見られないこと、予期せぬ副作用、および医療費の高騰などの問題も抱えています。

事前に効果が期待できる患者さんだけを選択するこ

とができれば、より効率的な治療が行えます。

これまでの研究により、免疫チェックポイント阻害剤が効きやすいがんの特徴が明らかとなってきました。

## 免疫チェックポイントとは？

まずは、免疫細胞の活動にロックをかけるためのカギ穴（免疫チェックポイント分子）について説明します。

人間には本来、がん細胞を排除する免疫監視システムが備わっています。

最初に、見張り役の細胞（樹状細胞などの抗原提示細胞）が、がん細胞の特徴を伝達する役の細胞（ヘルパーT細胞）に知らせ、伝達役の細胞は攻撃役の細胞（キラーT細胞）に指令を出してがん細胞を攻撃させます。

一方で、この免疫監視による防衛システムにも、攻撃役のキラーT細胞が興奮（活性化）しすぎて自分の正常な細胞にまで攻撃して暴走しないようにするためのロック機能があります。

攻撃役のキラーT細胞はカギ穴（免疫チェックポイント分子と呼ばれるPD-1）を持っていますが、がん細胞がキラーT細胞からの攻撃から逃れるためのカギ（PD-

L1 または PD-L2）を使ってロックをかけるのです。

　そこで、このカギ穴（PD-1）やカギ（PD-L1）を利用して、がん細胞がロックをかけるのを回避する薬ができました。それがニボルマブ（抗 PD-1 抗体）やペムブロリズマブ（抗 PD-1 抗体）、アテゾリズマブ（抗 PD-L1 抗体）などの免疫チェックポイント阻害剤なのです。

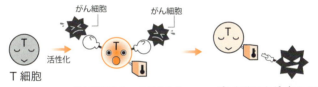

がん細胞をやっつけるために活性化すると、やりすぎないようにロックをかけるためのカギ穴も出現

がん細胞はカギ（PD-L1）を使い、T 細胞の攻勢にロックをかけて抵抗

　現在（2019 年 3 月）日本では、ニボルマブ（商品名オプジーボ®、小野薬品工業）は、悪性黒色腫（皮膚がん）、非小細胞肺がん、腎細胞がん、ホジキンリンパ腫、頭頸部がん、胃がん、悪性胸膜中皮腫に保険適用を受けています。

　ペムブロリズマブ（商品名キイトルーダ®、MSD）は、悪性黒色腫、非小細胞肺がん、ホジキンリンパ腫、

治療編【化学・免疫療法】

尿路上皮がんや、高頻度マイクロサテライト不安定性の固形がんに保険適用を受けています。

そのほか、アテゾリズマブ（商品名テセントリク®、中外製薬）が非小細胞肺がんに、アベルマブ（商品名バベンチオ®、メルクセローノ）がメルケル細胞がんに保険適用を受けています。

最近、進行がん患者を対象とした臨床研究をまとめて解析した結果、この免疫チェックポイント阻害剤のほうが従来の標準治療よりも全生存期間に優れていることが示されました。

### 免疫チェックポイント阻害剤により、全死亡リスクが男性で25％、女性で22％低下

免疫チェックポイント阻害剤の効果について23の臨床試験の結果を解析した研究報告が発表されました[45]。

対象は進行がん患者1万3721人（うち男性9322人、女性が4399人）で、多くが70歳代でした。

従来の標準治療と比べた結果、免疫チェックポイント阻害剤による治療で全死亡リスクが男性で25％、女

性で22%低下していることがわかりました。

また、女性は一般的に男性よりも免疫治療の効果（反応）が低い可能性が指摘されていましたが、この研究結果では免疫チェックポイント阻害剤の効果に男女差はないことが示されました。

### 免疫チェック阻害剤の効果が期待できるのは……

このように、全生存期間における有効性が示された免疫チェックポイント阻害剤ですが、実際に効果が得られる人は、およそ20%だとされています[46]。したがって、効果が期待できる患者さんだけを選んで治療を行うことができれば理想的です。

最近、どのようながん（あるいは患者さん）に免疫チェックポイント阻害剤の効果を期待できるかが研究されています。

これまでに次の3つのケースで高い効果が得られると報告されています。

- がんが免疫細胞のはたらきをロックするカギを持っている場合
- がん細胞がDNA複製エラーを修復できない場合

治療編【化学・免疫療法】

・特定の腸内細菌が多く存在する腸内環境の場合

　がんのなかには、免疫細胞のはたらきをロックするカギ（PD-L1、PD-L2）を持っているものと、持っていないものがあります。当然、カギを持っているがんのほうが、免疫細胞のはたらきをしっかりとロックしていることが予想されます。免疫チェックポイント阻害剤は、免疫細胞のロック状態を解除することでがんをやっつける治療薬なので、カギを持っているがんに、より高い効果が期待できるわけです。

　実際、これまでの臨床試験で、カギ（PD-L1）を持つがんでは、ニボルマブやペムブロリズマブの効果が高いことが示されています。
　たとえば、肺がん患者を対象とした臨床試験では、ニボルマブはカギを持つがんの患者25人のうち9人（36％）に効果（客観的奏功）を認めたのに対し、カギを持たないがんの患者17人には効果が見られませんでした[47]。
　しかし、がんがカギ（PD-L1またはPD-L2）を持っているかなどの検査方法や判定基準などについてはさらなる検証が必要だと言われています。

Evidence 12

　正常な細胞は、分裂する際にDNAの複製エラーが起こった場合にそれを修復する能力を持っています。しかし、なかにはDNA複製エラーの修復能力を持たない細胞もあり、それががん化することがあります。その修復能力を持たないがん細胞には免疫チェックポイント阻害剤の効果が期待できるという研究報告があります[48)-49)]。

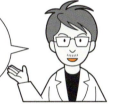

治療の前にがん細胞のDNA複製エラー修復能力の有無を調べ、持ってないがんの患者さんがわかれば、より効果の高い免疫チェックポイント阻害剤の治療が可能になると期待されています

　また、患者さんの腸内に特定の腸内細菌が多く存在すると、免疫チェックポイント阻害剤の高い効果が期待できるという報告も最近ありました[50)-51)]。効果があった患者さんの腸内細菌を調べた結果のようです。

　免疫チェックポイント阻害剤は、まだ使用できるがんの種類が限られており、実際にはおよそ20％の患者さんにしか効果がないとされています。しかし、その効果が最大限に発揮できる条件を満たすがんでは、従

治療編【化学・免疫療法】

来の標準治療よりは期待ができそうですので、担当医に勧められたら一考の価値はありそうです。

> 免疫チェックポイント阻害剤の効果は、腸内環境によって左右されるようです。つまり、免疫チェックポイント阻害剤と同時に、腸内環境を整える治療（たとえば糞便移植）を併用することで治療効果を改善できる可能性があります

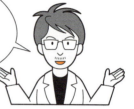

**POINT**

免疫チェックポイント阻害剤の効果を発揮できる条件がそろっているようであれば、積極的に治療を受けてみることを考える

# Evidence 13

## がん手術後の放射線治療により局所再発率が4分の1に減少

? Mさん（30歳代、女性）は、検診の乳腺超音波にて小さなかたまり（腫瘤）が見つかり、精査でステージⅠの乳がんと診断されました。

Mさんにはまだ小さな子どもがいます。子どものことも考え、できれば腫瘍の部分を中心に乳房を部分的に切除する乳房温存手術を希望しています。

幸い早期がんであるため、Mさんの希望する乳房温存手術が受けられそうです。

しかし、担当医には早期がんとはいえ、手術後に安全を期して放射線治療を行いますと言われました。

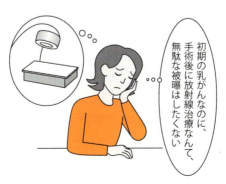

初期の乳がんなのに、手術後に放射線治療なんて、無駄な被曝はしたくない

## 治療編【放射線治療】

> 早期の小さいがんで切除しきれるはずなのに、放射線治療の追加が必要なのか、Mさんは不思議に思っています。むしろ医療被曝が気になってしかたありません。無駄な被曝なのではないかと……。
> もし、せっかくがんを切除したのに放射線治療のせいで正常な乳腺組織ががん化したらどうしようと不安にかられています。

　がんの手術では、残念ながら術後に再発することがあります。この再発リスクをできるだけ減らすために、補助療法として、術前・術後に抗がん剤治療や放射線治療を行うことがあります。特に進行がんでは再発リスクが高いため、補助療法が行われるのが一般的です。

　しかし、抗がん剤治療にしろ、放射線治療にしろ、副作用や後遺症の問題があります。術後の抗がん剤による補助療法は半年間も続く場合があり、長期にわたって生活の質が低下することもあります。

　また、たとえ補助療法を受けたとしても、再発を100％防げるわけではありませんし、抗がん剤の毒性や放射線によるDNA損傷によって二次性発がんの可能性

も否定できないという意見もあります。

　このような説明をすると、患者さんの多くは「そんなリスクがあるのなら補助療法は受けたくない」と思うでしょう。実際に、術後の補助療法を拒否する患者さんもいらっしゃいます。
　はたして術後の補助療法は必要なんでしょうか？

### 胃がんの術後補助化学療法で死亡リスクが32％低下

　切除が可能であった胃がんに対して、手術後に抗がん剤治療を追加することが生存率を高めるという臨床試験の結果が発表され、日本における術後補助化学療法の有効性が確立されました[52]。

　胃がん（ステージⅡまたはⅢ）の手術後に、S-1という抗がん剤治療を受けた患者529人と、手術のみの患者530人の治療成績を比較しました。
　その結果、3年全生存率は、手術のみの患者では70.1％でしたが、手術後の抗がん剤治療を受けた患者では80.1％であり、術後補助化学療法によって死亡リスクが32％も低下することがわかりました。

治療編【放射線治療】

術後補助化学療法の有用性は乳がんや大腸がん、膵臓がんなど他のがんでも示されています。

### 乳がんの術後放射線療法で局所再発率が約4分の1に減少

早期乳がんの術後放射線療法（手術後に放射線治療を追加すること）が局所再発率を有意に減少させ、生存率を改善するという研究報告があります[53]。

78の臨床試験における4万2000人の早期乳がん患者のうち、5年以内の局所再発のリスクが高い（10％以上）患者2万5000人を対象に、手術後に放射線治療を受けた患者と、手術のみの患者の間で、局所再発率と15年後の乳がん死亡リスクを比較しました。

乳房温存手術または乳房全摘術後に放射線治療を受けた患者は、手術のみ受けた患者に比べ、5年間の局所再発率が約4分の1に減少しており、15年後の乳がん死亡リスクも5％以上低下していたことが

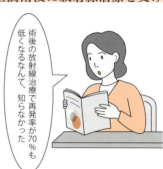

術後の放射線治療で再発率が70％も低くなるなんて、知らなかった

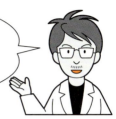

術前・術後の補助療法について、術前補助療法をネオアジュバント・セラピー、術後補助療法をアジュバント・セラピーといい、世界的にも研究され、確立された治療法です

わかりました。

がん手術後の放射線治療は、肺がんや直腸がん・大腸がんなどでも再発予防や残存腫瘍の根治目的で行われます。

現在のがん治療はまだ手術が第一選択となりやすいのですが、特に再発のリスクが高い進行がんの場合、ガイドラインでも術前・術後の補助療法が勧められることが多いです。しかし、補助療法について患者さんは自身のメリット・デメリットを考え、担当医とよく相談するべきでしょう。

POINT

手術後の補助療法である抗がん剤治療、放射線治療にはがん再発のリスクを低下させ、生存率を高める効果がある

治療編【放射線治療】

Evidence 14

# 早期肺がんでは放射線治療のほうが手術よりも術後30日以内の死亡率が約3分の1と低い

❓ Nさん（80歳代、男性）は、人間ドックのX線検査で肺野に小さい陰影が見つかりました。

CT検査で早期の肺がん（ステージⅠA3）だと判明しました。腫瘍の大きさが2cmを超え3cm以下で、リンパ節への転移がない肺がんです。

通常だと、切除が第一選択となるのですが、Nさんは高齢でもともとからだが強くないため体力に不安があります。

そのため、担当医から放射線療法で治療すると伝えられました。

しかし、放射線治療はガイドラインでは推奨治療法ではありません。

Nさんも放射線治療は切除ができなく

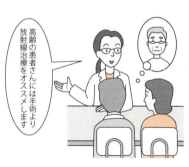

高齢の患者さんには手術より放射線治療をオススメします

なったりした場合の最終手段だと聞いたことがあり、「自分はもう終わりなんだ」と思っています。

Nさんの家族も担当医に手術はできないのかたずねました。

すると、担当医からは「放射線治療は日本ではまだ選択されることが多くないのですが、実は欧米ではごく当たり前の選択肢の1つです。ですので、心配は無用です。むしろ、高齢者のNさんの場合には体力的に手術のほうが危険な可能性が高いと思われます」と説明を受けました。

とはいえ、Nさんは本当に放射線治療でがんを克服できるのか不安でしかたありません。

---

がんの標準治療は、手術、抗がん剤、放射線であり、最近、免疫療法（免疫チェックポイント阻害剤）も新しく加わってきました。

なかでも、手術はがんの根治が目指せる治療法であり、多くのがん（特に早期がん）に対して行われてきました。もちろんがんの進行具合や患者さんの状態によりますが、切除可能ながんに対しては、私もガイドラインに則り手術を第一選択として考慮します。

一方で、高齢の患者さんや、全身状態が悪くて手術がきびしい患者さんでは、手術に比べて侵襲性（からだへの負担）が少ない放射線治療が考慮されることもあります。

最近では、放射線治療で手術と同等の治療成績をあげることができるという報告もあり、欧米では放射線治療が第一選択となることも多いようです。

放射線治療も他の治療と同じように日進月歩で研究開発がなされ、がんに集中して照射できる粒子線やピンポイント照射と呼ばれる新しい治療法が導入されています。

今回は、体幹部定位放射線治療（SBRT）による治療報告を取り上げます。

## 早期肺がんに対する手術は、特に高齢患者で放射線治療に比べて死亡率が高い

早期肺がん患者に対する放射線治療と手術の治療後の早期死亡率について比較がなされましたので、その結果報告を示します[54]。

Evidence 14

## ●体幹部定位放射線治療(SBRT)とは?

　この研究では、アメリカ国立がんデータベースに登録された、放射線を多方向から標的となる病変に1点集中して照射する治療法(体幹部定位放射線治療:SBRT)を受けた早期肺がん患者8216人と手術を受けた肺がん患者7万6623人を対象とし比較しました。

　SBRTは、がんだけを狙い撃ちして放射線を照射できるため「ピンポイント照射」とも言われます。従来の放射線治療よりも多い放射線の量(線量)を、より少ない回数(4〜10回)で照射できる、短期間で高い効果が期待できる治療として注目されています。

　また合併症が少なく、外科切除による手術と比較してからだへの負担(侵襲)が少ないと言われています。

　現在、SBRTは早期の肺がん、肝臓がん、および前立腺がんなどに対して行われています。

## ●SBRTのほうが手術より治療後の早期死亡率は低い

　SBRTの患者と手術の患者でそれぞれの治療後、30日以内の死亡率と90日以内の死亡率は次のとおりでした。

30日以内の死亡率:SBRT 0.73%、手術 2.07%

治療編【放射線治療】

90日以内の死亡率：SBRT 2.93%、手術 3.59%

また、SBRT後と手術後の死亡率の差は、年齢とともに大きくなり、30日以内の死亡率の差が、71〜75歳で1.87%、76〜80歳で2.80%、81歳以上で3.03%でした（下図）。

早期肺がん患者に対する手術とSBRT治療後の早期死亡率比較

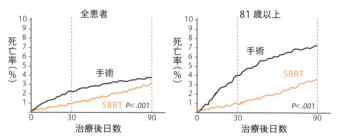

*J Clin Oncol* 2018; **36**: 642-651. を元に作成

SBRT後と手術後の死亡率の差は、切除の範囲が広くになるについて大きくなっていました。30日以内の死亡率の差で見ると、SBRTに対し、肺のがんがある部分だけを切除した場合（亜肺葉切除）で2.85倍、がんがある肺葉を切除した場合（肺葉切除）で3.65倍、がんがある肺を切除する場合（肺全摘出術）で14.5倍でした。

以上より、早期肺がんに対する手術とSBRT治療後の死亡率は、30日以内、90日以内のいずれも手術のほ

うが高いという結果でした。特に手術の切除範囲が広いほど死亡率の差が大きくなっていました。また、この死亡率の差は患者の年齢とともに増加していました。

　早期肺がんに対する手術と SBRT 治療の生存期間（長期予後）の比較については、手術のほうが良かったとするもの [55)-56)]、SBRT のほうが良かったとするもの [57)]、あるいは差がなかったとする研究結果 [58)-59)] などさまざまであり、まだ結論が出ていません。

　しかし、安全性（治療後早期の死亡リスク）に関しては、手術よりも SBRT のほうが良さそうです。
　早期肺がんに対して手術あるいは SBRT のどちらかを選ぶ場合には、このような情報を参考に担当医とよく相談して決めるのがよいでしょう。

> **POINT**
>
> 肺がん、肝臓がん、前立腺がんなど一部のがん患者では、手術以外の選択肢としてより安全な放射線治療（SBRT）も考慮される

> **Column 4**　標準治療は代替医療と違って本当に有用？

　医療にはたくさんの治療法が存在します。それはがんにおいても同様です。

　がんの標準治療といえば、外科的治療（手術）、抗がん剤治療、放射線治療などです。最近は、免疫チェックポイント阻害剤などによる免疫療法も標準治療として認識されつつあります。

　国立がん研究センターがん情報サービスによると、標準治療とは「科学的根拠に基づいた観点で、現在利用できる最良の治療であることが示され、ある状態の一般的な患者さんに行われることが推奨される治療」と定義されています。

　つまり、標準治療とは臨床試験など実際の患者さんで試した結果をもとに最も効果が高いと証明された治療法のことです。

　逆に標準治療以外のすべての治療法を非標準治療と呼び、代替医療もこの範疇に入ってきます。

　標準治療は、あくまでも研究データに基づき、治る（あるいは長生きする）可能性が最も高いとされる治療法

ですので、必ず治るわけではありません。患者さんによっては効かないこともありますし、副作用や後遺症が強く出る場合もあります。このような理由から、からだに負担の少ない代替医療を選択されるがん患者さんがいることもたしかです。ただし過去の研究結果によると、代替医療だけに頼ってしまうと、死亡率が高まるようです。

アメリカ国立がんデータベースに登録されている患者で代替医療のみを受けた281人のがん患者（乳がん、前立腺がん、肺がん、大腸がん）の生存率と死亡リスクを調べた研究があります[1]。

代替医療を受けた全がん患者の5年生存率は54.7%

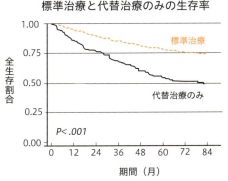

*J Natl Cancer Inst* 2018; 110 を元に作成

で、標準治療を受けたグループ（5年生存率は78.3％）に比べ、死亡リスクが2.5倍に増加していました。

　がんの種類別の解析では、代替医療による死亡リスクは、乳がんで5.68倍、大腸がんで4.57倍、肺がんで2.17倍に増加しており、一方で前立腺がんでは明らかな差を認めませんでした。

　特に、手術などによって根治可能ながんに対して、代替医療のみ行うことは最大の死亡リスクの増加を伴っていました。

　生活の質や治療の副作用などを考慮すると、必ずしも生存期間だけが治療選択の基準とは言えないものの、標準治療を拒否して非標準治療だけを受けることは統計的に死亡リスクが高まるということを念頭に置いておいたほうがよさそうです。

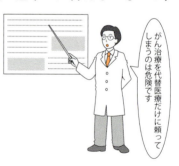

がん治療を代替医療だけに頼ってしまうのは危険です

〈参考文献〉
1) Johnson, S.B., et al. : Use of Alternative Medicine for Cancer and Its Impact on Survival. *J Natl Cancer Inst* 2018; **110**. doi: 10.1093/jnci/djx145.

# 生活指導編

生活指導編【食事】

Evidence 15

## 抗がん剤治療中に人混みを避けることや生ものを食べてはいけないという指導にはエビデンスがない

? Oさん（50歳代、女性）は、乳がんに対する抗がん剤治療中です。

しかし、抗がん剤治療の副作用によって白血球（好中球）が減りすぎることがよくあります。

そのため、予定していた抗がん剤の投与を中止したり、抗がん剤の量を減らすなどの調節をしなければならないこともしばしばです。

担当医からは、食事の注意点として生もの（刺身や生野菜など）を控えること、また、外出時の注意点として人混みはできるだけ避けるように指

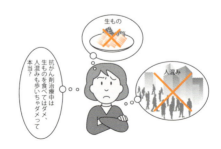

導されました。

　Oさんは、大好きな旅行をしばらく我慢している上に、食事も加熱されたものしか食べていません。
　日々の生活が憂鬱でしかたありません。

　一般的に、抗がん剤治療中はからだの抵抗力が低下します。
　特に抗がん剤の副作用で好中球（白血球の一種で、からだに侵入してきた細菌などと闘う細胞）が減っている患者さんでは、感染症にかかりやすくなると言われています。
　感染症が重症化した場合には、敗血症を引き起こし、死に至る危険性も出てきます。

　したがって、これまでは抗がん剤治療中には生もの（加熱調理していない食べ物）を食べないように禁止したり、人と接触しないよう外出を制限したりすることがありました。
　このような食事や行動（日常生活）の制限は、患者さんにとっては大きなストレスとなります。

生活指導編【食事】

　では、実際に抗がん剤治療中に生ものを食べたり、外出したりした場合には、本当に感染症のリスクが高まるのでしょうか？

　この答えを探るために実施された臨床研究が海外から2つ報告されています。

### 生ものを食べても問題なし

　一つめは、生もの（加熱調理していない食べ物）についての研究です。

　無菌室に入院して抗がん剤による強力な抗がん剤によって白血病細胞を全体の5％以下に減らす治療（寛解導入療法）を受ける急性骨髄性白血病の患者153人を対象としたアメリカの研究です[60]。白血病の治療では強力な抗がん剤によって好中球が減少するため、非常に感染しやすい状態になります。

　153人の患者を、生の野菜やフルーツを含まない食事（加熱食）を摂取するグループ（78人）と、生の野菜やフルーツを含む食事（生食）を摂取するグループ（75人）のいずれかに分け、重症感染症（肺炎、菌血症、真菌血症）の発生率について比較しました。

その結果、加熱食のグループの29％、生食のグループの35％に感染症を認めましたが、両方のグループの間に有意な差はありませんでした。

　さらに、重症感染症が発症するまでの期間や生存期間についても差を認めませんでした。

　以上の結果から、生の食べ物が抗がん剤治療中の患者さんの感染症を増加させることはないと結論づけています。

### 抗がん剤治療中でも一般的な生活でよい

　もう一つは、こちらも急性骨髄性白血病の小児患者を対象とした研究です[61]。

　339人の患者について、日常生活での制限の程度を以下の項目についてスコア化し、感染症に関連した合併症である不明熱（原因がわからない発熱）、菌血症、肺炎、胃腸炎の発症率との関係を調べました。

生活指導編【食事】

### 評価した項目

| | |
|---|---|
| 食べ物 | 生のシーフード、生の肉、低温殺菌していない牛乳またはチーズ、調理していない野菜、サラダ、ナッツ、テイクアウトの食べ物、水道水 |
| 人との接触 | 公の場所（室内）、公の場所（野外）、友人の自宅への訪問、幼稚園・学校へ通うこと |
| ペット | 犬、猫、カメ、ハムスターまたはモルモット、鳥を自宅で飼うこと |

　抗がん剤治療中、1回以上の不明熱（原因不明の発熱）が277人（82％）に見られ、そのほか、菌血症が174人（51％）、肺炎が45人（13％）、胃腸炎が77人（23％）に見られました。

　これらの副作用と上記項目の制限との関係を調査したところ、食べ物、人との接触、ペットに関する制限の程度（スコア）は、不明熱、菌血症、肺炎、胃腸炎の発症率に影響を与えないという結果でした。
　すなわち、多くの制限を守っている患者と、ほとんど守っていない患者との間で感染症のリスクに差はなかったということです。

Evidence 15

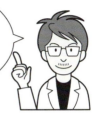

これらの海外での試験は、特に感染のリスクが高い抗がん剤治療中の白血病の患者さん（1つは小児）を対象としていることから、他のがん患者さんにもあてはまると考えられます

　以上の結果より、抗がん剤治療中の食べ物に関しては、生ものを制限する必要はなさそうです。

　ただし、もちろん健康な人でも生もので食中毒を起こすことがありますので、特に夏場は注意する必要があると思います。気になる場合には加熱するか、野菜やフルーツなどはよく水洗いしてから食べましょう。

**POINT**

抗がん剤治療中に人混みのなかに外出したり、生ものを食べたりしたら感染症などの合併症が増えるというエビデンスはない

生活指導編【食事】

Evidence 16

## ショウガは副作用の吐き気を軽くするだけでなく、がんの成長を抑制する可能性を秘めている

❓ Pさん（60歳代、女性）は、最近右側の乳房にしこりのようなものに触れる気がするようになったので、近くのウィメンズクリニックを受診しました。

マンモグラフィと超音波（エコー）による検査の結果、リンパ節への転移を認めるステージⅡA期の乳がんと診断され、手術の前に抗がん剤治療を受けることになりました。

抗がん剤の副作用の1つに吐き気・嘔吐があるという説明を受けていましたが、実際に抗がん剤

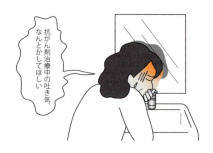

Evidence 16

治療が始まってから吐き気に苦しむ毎日です。

担当医に相談して吐き気止めを処方してもらいましたが、あまり効果がなく困っています。

Pさんは抗がん剤の副作用である吐き気を抑えるために自分でできる何らかの対策はないのか探し始めました。

---

抗がん剤による吐き気と嘔吐は最も一般的な副作用であり、生活の質を著しく低下させます。

この抗がん剤による吐き気に対しては、一般的には制吐剤（吐き気止め）の使用などの対策が行われますが、十分な効果が得られない場合もあります。

この副作用の吐き気を軽くするために、自分でもできることがあります。実は吐き気を軽くする食べ物があるのです。

その一つが、ショウガ（生姜）です。

ショウガが抗がん剤による吐き気を軽減することを示した研究結果を紹介します。

生活指導編【食事】

> ### ショウガは吐き気抑制にテキメン

　まずは、Pさんと同じ抗がん剤治療を受けている乳がん患者60人を対象とした研究です[62]。抗がん剤を注射した後の最初の3日間、通常の吐き気止めの薬に加え、ショウガを摂取するグループ（30人）と摂取しないグループ（30人）に分け、副作用について調べました。

　抗がん剤治療開始から5日間、吐き気の程度（1〜10の10段階評価）および嘔吐の回数を記録しました。

　その結果、ショウガ摂取グループでは、摂取してないグループに比べ吐き気の程度および嘔吐の回数（5日間の平均値）が有意に低いということがわかりました。
　つまり、ショウガは抗がん剤による吐き気と嘔吐の症状を明らかに改善したということです。

　もう一つ、さまざまな抗がん剤治療による吐き気に対するショウガ抽出物の効果を調べた研究を紹介します[63]。
　中等度〜高度の嘔吐誘発性（吐き気、嘔吐が起こりやすい）抗がん剤治療を受けるがん患者51人が参加しました。がんの種類は、大腸がん19人、乳がん13人、

Evidence 16

リンパ腫11人、その他8人でした。

　抗がん剤治療の最初の3サイクル中、通常の制吐剤に加え、ショウガ抽出物（1.2g）かプラセボ（偽薬）を服用するグループに分けられました。ショウガ抽出物またはプラセボはカプセル状にし、抗がん剤治療開始日から5日間、1日4回（食事とともに）摂取してもらいました。

　結果は、プラセボ服用グループに比べて、ショウガ抽出物服用グループでは抗がん剤による吐き気に関連する生活の質が高く、また疲労感が少ないというものでした。

　さらに、これまでに実施された10の臨床試験の研究データを収集・統合して解析（メタアナリシス）した結果によると、ショウガは抗がん剤による悪心・嘔吐を30％程度減少させることが示されました[64]。

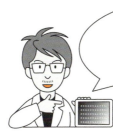

この結果より、ショウガには、抗がん剤による吐き気を軽減して生活の質を改善し、さらに疲労感を減少させる効果もあることが示されました

生活指導編【食事】

## ショウガによるがんの成長抑制

　さらに最近の報告では、抗がん剤治療の前にがん患者にショウガ抽出液を投与したところ、プラセボ（偽薬）を投与した患者に比べて活性酸素の増加を抑制し（抗酸化作用と言います）、酸化ストレスを減らしたということです[65]。

　活性酸素とは、細菌やウイルスを攻撃してくれる殺菌力の強い酸素です。これが増えすぎると体内の細胞やDNAを傷つけてしまいます（酸化ストレスと言います）。抗がん剤治療により活性酸素が増加し、副作用として酸化ストレスが強くなることがあります。

　つまり、ショウガの抗酸化作用が抗がん剤の副作用を軽減している可能性があります。

　このように抗がん剤の副作用を軽くすることは、がんの治療でとても重要です。

　というのも、副作用をできるだけ抑えて治療を長く継続できれば、がんに対する治療効果も高まるからです。

　またショウガには、吐き気を改善する効果だけでなく、抗がん作用（抗腫瘍効果）があることが示されて

おり、最近のレビュー論文にこれまでの研究結果の詳細が報告されました[66]。

たとえば、がん細胞を使った試験管の実験では、ショウガ（あるいはその抽出液や成分）は肝臓がん、膵臓がん、胃がん、大腸がん、胆管がんの細胞を直接殺したり、増殖を抑制したりすることが報告されています。

さらに、マウスやラットなどの動物を用いた実験においても、ショウガは肝臓がん、膵臓がん、大腸がん、胃がんなどの成長を抑えたり、転移を食い止める効果があったと報告されています。

ショウガによるこれらの抗がん効果は、抗酸化作用、がん細胞の積極的な自殺死（アポトーシス）への誘導や、抗炎症作用と関連していたとのことです。

以上より、細胞や動物実験レベルでは、ショウガにはがんの発生を抑制する作用や、がんの進行を阻止する効果があるようです。

**生活指導編【食事】**

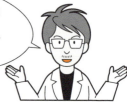

ショウガは抗がん剤治療中のがん患者さんに摂っていただきい食べ物です。
ショウガの食べかた（飲みかた）にはいろいろありますが、吐き気があるときにはホットジンジャーがオススメです

・・・・・・・・・・・ **ホットジンジャーのつくりかた** ・・・・・・・・・・・

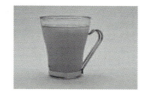

❶ショウガのすり下ろし汁、あるいはチューブタイプのおろし生ショウガを熱湯に入れます。
❷ハチミツを大さじ１杯程度加えたらできあがりです。スライスしたレモンを浮かべてどうぞ。

**POINT**

抗がん剤の副作用である吐き気を抑えるのにショウガが有効。抗がん剤治療の前後にホットジンジャーを試してみるのもよいかもしれない

Evidence 17

## 大腸がん診断後に食物繊維の摂取により全死亡率が14%、ナッツの摂取により全死亡リスクが57%低下する

❓ Qさん（60歳代、女性）は、転移を認める大腸がんが見つかったため抗がん剤治療中です。

しかし、抗がん剤治療の副作用が思っていた以上につらいこともあり、最近、よく書店で目にする、「食事療法だけでがんが治った」といったタイトルの本に興味が惹かれてしまいます。

食事療法なら副作用なんてないだろうし、そもそも病院にも通わなくてもいいじゃないと、Qさんは考えています。

しかし、インターネットなどで「がんに効く食べ物」

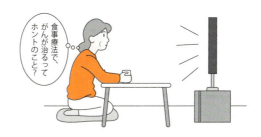

## 生活指導編【食事】

について調べてみると、いろいろな情報があふれており、どれを信用していいのかわかりません。
　Qさんは藁にもすがりたい気持ちです。

　がん患者さんにとって、診断後の食事はとても大切です。なぜならば、多くの研究において、食事のパターンや特定の食べ物の摂取は、がんの再発や生存率を左右する重要な因子であることが示されているからです。

　がんの食事療法については、実にさまざまな方法が報告されています。
　たとえば、玄米菜食、有機野菜や果物、大量のフレッシュジュースを飲むゲルソン療法、アトキンスダイエット（ケトジェニックダイエット）、ファスティング（断食）、地中海式ダイエット、ベジタリアン食など……。
　実際、食事療法は本当にがんの治療に効果があるのでしょうか？　またあるとしたら、どの食事療法がいいのでしょうか？

　これまでの臨床研究では、これらの特定の食事療法によって、がん患者さんの予後が改善したというエビデン

スはありません。逆に、がん患者さんの生存期間が短くなることが証明された食事療法（例：膵酵素の摂取とコーヒー浣腸などを行うゴンザレス療法）はあります。

もちろん、現時点では、ゲルソン療法など名のある食事療法ががんに効くというエビデンスはありません。

しかしながら、特定の食べ物ががんの再発を防いだり、がん患者の生存率を改善したりすることはわかっています。

ここでは、最も多くの研究が行われている大腸がんについてまとめます。

## 食物繊維

がんの予防における食物繊維（dietary fiber）の重要性はみなさんご存じでしょうか？

たとえば、食物繊維をたくさん摂ると大腸がんの発生率が下がるということが、多くの疫学研究で証明されています。

一方で、食物繊維の摂取が、大腸がん患者（サバイバー）の生存期間に与える影響についてはよくわかっていませんでしたが、2018年に大腸がん診断後の食物繊維の摂取量と生存率（予後）との関係が報告されました[67]。

## 生活指導編【食事】

　大腸がん診断後の食物繊維摂取量と生存率との関係を明らかにするために、医療従事者が登録されたアメリカの 2 つの大規模データベース（Nurses' Health Study および Health Professionals Follow-Up Study）を解析しました。

　遠隔転移を認めないステージⅠ～Ⅲの大腸がん患者 1575 人（平均年齢 68.6 歳）に診断後、詳細な食事内容のアンケート調査を行い、食物繊維の全摂取量と摂取源、大腸がんによる死亡率と全死亡率との関係について統計解析を行いました。8 年間（中央値）の経過観察期間中に 773 人が死亡しており、うち 174 人が大腸がんが原因による死亡でした。

　結果は、診断後の食物繊維の摂取量が多いことは死亡率の低下と関連していたことがわかりました。たとえば、==1 日の食物繊維摂取量が 5g 増加するにつれて、大腸がんによる死亡率が 22％低下しており、全死亡率も 14％低下していました。==

　診断後に、診断前より食物繊維の摂取量を増やした患者では死亡率が低下しました。たとえば、1 日の食

物繊維摂取量5g増ごとに、大腸がんによる死亡率が18％低下、全死亡率が14％低下していました。

### その他の結果のまとめ

- 食物繊維の種類のうち、
  穀物繊維：5g増ごとに大腸がんによる死亡率が33％低下、全死亡率が22％低下
  野菜の繊維：5g増ごとに全死亡率が17％低下
  果物の繊維：死亡率との関連なし
- 全粒粉（未精白の穀物）：20g増ごとに大腸がんによる死亡率が28％低下

以上の結果より、大腸がんの診断後に食物繊維（特に穀物繊維）を多く摂ることは、大腸がんによる死亡および全死亡率を低下させると結論づけています。

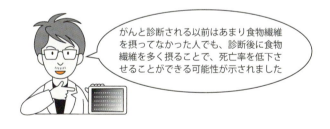

がんと診断される以前はあまり食物繊維を摂ってなかった人でも、診断後に食物繊維を多く摂ることで、死亡率を低下させることができる可能性が示されました

## ナッツ

ナッツは、不飽和脂肪酸（オレイン酸など）、食物繊維、タンパク質（アミノ酸）、ビタミン類、ミネラルに加え、

## 生活指導編【食事】

植物ステロール、フェノール成分などの生理活性成分を持つ栄養素を含んでいます。

このため、ナッツを食べることで、心血管系の病気や糖尿病などの生活習慣病のリスクが低下することがわかっています。実際に、==ナッツを多く食べる人では、がんなどによる死亡率が20％も低いことがわかっています==[68]。

最近、大腸がん患者を対象とした研究により、ナッツをより多く食べることで再発率が減り、生存期間が延長することが報告されました[69]。

手術後の補助化学療法の臨床試験に参加したステージⅢの大腸がん患者826人の食事内容について、ナッツを1カ月または1週間に何サービング（1サービングは約28g）食べるかをアンケート調査し、がん再発率および生存期間との関係について解析しました。

結果は、==ナッツを週に2回（2サービング）以上食べる人は、ナッツを食べない人に比べ、無再発生存率が良好でした（がん再発と死亡のリスクが42％低下）。また、全生存率も良好でした（全死亡リスクが57％低下）。==

もう少し詳しくみると、これらの生存率の改善はピー

ナッツ以外のツリーナッツに限られていました。

　これらの結果より、ナッツをより多く食べることで、大腸がんの再発率を減らし、生存期間が延長することが示されました。

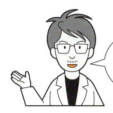

ただし、ナッツはナッツでもピーナッツではなく、ツリーナッツ（ピスタチオ、アーモンド、カシューナッツ、ブラジルナッツ、マカデミアナッツなど）が良いとのことです

　このほかにも、同じステージⅢの大腸がん患者を対象とした研究において、コーヒーを1日4杯以上飲む人はまったく飲まない人に比べて 42％も再発または死亡のリスクが低いことが報告されています[70]。

　このように、食物繊維、ナッツ、コーヒーなど、特定の食べ物（飲み物）が大腸がん患者の予後を改善するという研究報告はあります。

POINT

特定の食事療法ががん治療に有効であるとするエビデンスはないが、食物繊維、ナッツなど、がん患者の予後を改善する食べ物はある

生活指導編【食事】

Evidence 18

## 特定の腸内細菌が多いと、がんでの死亡率が約4倍になる

❓ Rさん（60歳代、男性）は、健康診断の腹部超音波検査で結節が見つかり、その後の精密検査で肝臓を通る大きな血管（脈管）への広がりがあるステージⅢの肝細胞がんと診断されました。

その後、近隣の大学病院に移って切除手術を受け、現在は術後の補助抗がん剤治療中です。

手術後の入院中、がんを克服したがんサバイバーの親戚がRさんのお見舞いに来ました。

そのとき、その親戚から「がんにはヨーグルトを食べるといい」と勧められました。

これまで気にもとめていなかったのですが、最近、

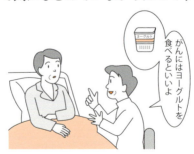

Evidence 18

腸内細菌に関するトピックを週刊誌などでよく目にするようになりました。

なかには、「腸内環境の乱れが、がんをはじめさまざまな病気の原因となる」という記事もあります。

Rさんは、がんサバイバーの親戚の言っていたことを思い出し、ヨーグルトを積極的に食べるかどうか悩んでいます。

最近、腸内細菌（腸内環境）とがんとの関係がクローズアップされてきました。

腸内細菌は、善玉菌、悪玉菌、そして日和見菌に分類されますが、このバランスのことを腸内環境と言います。

| | |
|---|---|
| 善玉菌 | 消化吸収の補助や免疫刺激など、健康維持や老化防止などからだに良い影響を及ぼす菌で、ビフィズス菌や乳酸菌が代表的な菌 |
| 悪玉菌 | からだに悪い影響を及ぼすとされる菌で、ウェルシュ菌、ブドウ球菌、大腸菌が代表的な菌 |
| 日和見菌 | 健康なときはおとなしくて、からだが弱ると腸内で悪い働きをする（日和見菌感染症の発症）菌で、バクテロイデス、大腸菌（無毒株）、連鎖球菌が代表的な菌 |

生活指導編【食事】

## 大腸がんを悪くする細菌

　多くの研究により、腸内細菌（悪玉菌）が、がんの発症、進行に対して重要な役割を果たしていることが明らかとなってきました。

　たとえば、口の中にいて歯周病の原因とされていたフソバクテリウムという細菌が、最近、大腸がんの組織細胞から多量に検出され、注目されるようになりました[71)-72)]。

　大腸がんの研究では、正常の粘膜から、腺腫と呼ばれる前がん病変（がんになる前の状態）、さらに、がん組織となる一連の発がん過程でフソバクテリウムが段階的に増えていることが報告されました。

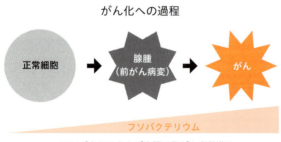

フソバクテリウムが大腸の発がんを促進？

また、がん組織中のフソバクテリウムが多い大腸がん患者は、少ない患者に比べて有意に無再発生存期間が短い（死亡率が約4倍に上昇する）ことが報告されました[73]（下図）。

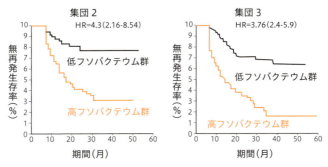

異なる大腸がん患者におけるフソバクテリウムの量と生存率

*Cell* 2017; **170**: 548-563. e16. を元に作成

さらに、フソバクテリウムが大腸がんの抗がん剤耐性の原因になっていることがわかりました[73]。

つまり、この悪玉菌が存在すると、抗がん剤が効かなくなるというわけです。

逆に、腸内に特定の善玉菌が豊富にいる大腸がん患者では、腫瘍の周囲や腫瘍内へ入り込んだリンパ球が増加し、生存期間が有意に長くなっていました[74]。

生活指導編【食事】

　つまり、腸内環境が免疫力にも影響し、がん患者の予後を左右するということです。

　大腸がん以外でも、腸内環境の変化がRさんと同じ肝細胞がんや乳がんの発生に関係している可能性が報告されています[75]。

### 炎症を引き起こす食べ物と炎症を抑える食べ物

　腸内環境は人によってさまざまであり、多くの要因によって形成されますが、基本的には長期的な食事パターンによって決まります。

　最近の報告では、炎症を引き起こす食事パターンの人では、さきほどのフソバクテリウム・ヌクレアタムが陽性の大腸がんを発症しやすいことが示されました[76]。食べ物によって腸内細菌のパターンが変化し、大腸がんの発生につながった可能性があります。

　参考までに、炎症を引き起こす食べ物と、炎症を抑える食べ物を右表＊に紹介します[77]。

＊これは、炎症のマーカーが上昇した（あるいは、低下した）という実験結果から作成されたもので、単純にからだに良い（悪い）食べ物というわけではありません。

## 炎症を引き起こす食べ物と炎症を抑える食べ物

| 分類 | 食べ物の例 |
|---|---|
| **炎症を引き起こす（炎症性）** | |
| 加工肉 | ホットドッグ、ベーコン、ソーセージ |
| 赤身肉 | 牛肉、豚肉を使用した料理（ハンバーガー、ビーフ［ポーク］サンドイッチなど） |
| 臓器肉 | レバー |
| 他の魚 | ツナ缶、エビ、ロブスター、ホタテ貝など |
| 他の野菜 | コーン、ミックスベジタブル、ナス、セロリ、マッシュルームなど |
| 精製穀物 | 白パン、白米、ベーグル、マフィンなど |
| 高カロリー飲料 | コーラ他、砂糖入り炭酸飲料など |
| 低カロリー飲料 | 低カロリーコーラなど |
| トマト | トマト、トマトジュース、トマトソース |
| **炎症を抑える（抗炎症性）** | |
| ビール | ビール、ライトビール |
| ワイン | 白ワイン、赤ワイン |
| お茶 | お茶（ハーブティーを除く） |
| コーヒー | コーヒー、カフェインレスコーヒー |
| 緑黄色野菜 | ニンジン、サツマイモ、カボチャ |
| 緑色葉野菜 | ホウレン草、レタスなど |
| スナック | ポテトチップス、ポップコーン、クラッカー |
| フルーツジュース | リンゴジュース、オレンジジュース、グレープジュース |
| ピザ | ピザ |

*J Nutr* 2016; **146**: 1560-1570. を元に作成

生活指導編【食事】

　今後さらに研究が進み、特定の善玉菌を増やしたり、悪玉菌を減らしたりすることで、がんの治療効果を高めることが期待されています。

> **POINT**
>
> 腸内環境の乱れは大腸がんをはじめ、いくつかのがん発生の原因となっている。腸内細菌をコントロールすることで、がんの治療に役立つ可能性がある

Evidence 19

## 運動によって筋肉からがんの活動を抑える物質が分泌される

? Sさん（70歳代、男性）は、2年前に胃がんの手術を受けました。

胃を切除したことで食べ物が直接腸に流れ込むようになったため、今でも胃の切除に伴う気分不良などの合併症に悩まされています。

担当医からは、散歩などの軽い運動でいいので、継続的に運動をするように指導されていますが、もともと出不精でもあり、なかなかからだを動かす気になれません。

妻の協力を得て一緒に散歩はするのですが、Sさんは、「どうして運動することが、がんに良いのか？」と疑問に思っています。

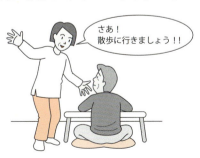

## 生活指導編【運動】

　これまで多くの研究によって、運動ががんの予防や治療に有効であることが示されてきました。

　たとえば、ウォーキングなどの適度な運動が、13種類ものがんの発生を予防することや、がんの診断後に運動を続けることで再発率や死亡率が有意に低下すると報告されています。

　しかし一方で、そのメカニズムについてはいまだ解明されていません。

　最近、運動ががんを抑制するメカニズムの一つに、筋肉から分泌されるマイオカインという物質が関与している可能性が明らかになってきました。

　マイオカイン（myokine）とは、筋肉（myo）の作動物質（kine）という意味のことばで、運動によって骨格筋から分泌される生理活性物質（サイトカイン）の総称です。ちなみに骨格筋とは、骨格に沿ってついている筋肉で、一般にいう筋肉は骨格筋を指します。

　サイトカインとは、細胞から分泌され体内のその場で何らかの作用をするタンパク質です。

　次々に新たなマイオカインが発見され、現在までに実に3000種類以上もあると言われています。糖尿病や

肥満などの生活習慣病に対する予防あるいは治療効果があることがわかっています。

また最近、抗がん作用や免疫力を高める作用があることが報告され、がん治療の分野においても注目されています。

## がん抑制作用を持つマイオカイン

### ● SPARC（スパーク）

京都府立大学の研究チームは、運動によって人とマウスの筋肉（骨格筋）から分泌されるSPARC（スパーク）というマイオカインを発見しました[78]。

このSPARCは、がん細胞と前がん細胞のアポトーシス（プログラムされた自殺死）を促し、大腸がんに対して抗がん作用を示すことが、マウス実験により証明されました。

つまり、マイオカインの一種であるSPARCは、大腸がんを予防していると考えられます。

### ● イリシン

アメリカの研究者らが、マイオカインの一つであるイリシンが、乳がん細胞の増殖、遊走、および生存といっ

生活指導編【運動】

た悪性化を抑える効果があることを発見しました[79]。

そのメカニズムとして、イリシンは、転写因子と呼ばれるNF-κBを抑制することにより、炎症を抑えることがわかりました。

これらの所見より、イリシンは乳がんの予防や治療に有効である可能性があるとしています。

● インターロイキン-6（IL-6）

マイオカインの一つであるインターロイキン-6（IL-6）は、がんの免疫監視システムで重要な役割を果たしているナチュラル・キラー細胞（NK細胞）を活性化し、がんに対する攻撃を強めることがわかっています[80]。

すなわち、マイオカインには、がんに対する免疫力を高める作用もあるのです。

このように、運動によって筋肉から分泌される

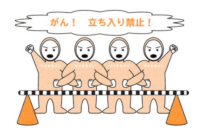

160

Evidence 19

==SPARC、イリシン、IL-6 といったマイオカインが、がんの抑制に関与している==ことが証明されています。

　これ以外にも、多くのマイオカインが発見され、がんとの関係についての研究が進むことで新たな抗がん剤やがん予防サプリメントなどの開発が期待されています。
　たとえば、運動ができない人でもこのようなマイオカインを投与されることで、がんの治療効果が得られる可能性もあります。

POINT

運動が、がんの再発率を減少させ、生存率を高めることがわかっているが、その原因の1つとして筋肉から分泌されるマイオカインの作用が影響している

生活指導編【運動】

Evidence 20

## 手術前の握力や歩く速度が低下すると、低下していない人に比べ合併症発症率が2倍にもなる

? Tさん（80歳代、女性）は、便秘がひどくなったため近くの総合病院を受診しました。

内視鏡検査で腫瘍が発見され、組織診により大腸がんと診断されました。

手術は1カ月後の予定です。

Tさんは家族から「最近、手足が細くなったのは、がんのせいだったのかな」と言われました。

そのせいか、ペットボトルが開けにくくなったり、座ってから立ち上がるのに時間がかかったりと、Tさん自身でも筋力が弱くなったと感じています。

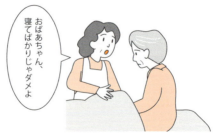

Evidence 20

　さらに、信号が青のうちに横断歩道を渡りきれずに、途中で赤に変わることも増えてきました。
　Tさんは、こんな状態で1カ月後に控えた手術を無事に乗り切ることができるか不安でしかたありません。

　がんになると、いろいろな原因でやせることが多いのですが、なかには全身の筋肉量が減り、手足の力が弱くなったり、しっかりと歩けなくなったりする患者さんがいます。
　過去の研究により、がんの手術前に筋肉量が減り、筋力や身体能力が低下することは手術の結果（合併症や死亡率）に悪影響を及ぼすことがわかっています。

　術前の筋力と術後合併症との関係を調査した研究を紹介します[81]。
　胃の切除手術を受けた胃がん患者293人を、術前の握力が保たれているグループと握力が低下しているグループに分け、合併症の発症率を比較しました。
　術後合併症の発症率は、握力が保たれている患者が11.2％であったのに対し、握力が低下しているグルー

## 生活指導編【運動】

プは23.5％と約2倍にもなっていました。特に握力が低下したグループに肺炎になる患者が有意に多いという結果でした。

次に、身体能力と術後合併症との関係についての報告です。

肝胆膵領域のがん患者81人を対象に、手術前1週間以内に6分間歩行テストを行って身体能力を評価しました[82]。

6分間歩行テストとは身体機能を評価する方法で、できるだけ速く歩き、6分間での歩行距離を測定するテストです。一般的に、6分間歩行テストの結果が400m未満であれば、身体機能は低下していると判断します。

この術前の6分間歩行テストの結果と術後合併症との関係を調査しました。その結果、歩行距離が400m未満であった患者では、400m以上であった患者と比較して、重症な術後合併症が2倍以上も多く起こっていました（右上図）。

以上より、術前の握力や歩行速度の低下は、術後合併症が増加する原因となるということが示されました。

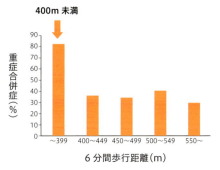

6分間歩行距離別の重症合併症発症率

*Surgery* 2017; **161**: 525-532. を元に作成

## 骨格筋量の低下

　筋肉量が減り、筋力または身体能力が低下している状態をサルコペニアと呼んでいます。サルコ（sarco）は筋肉、ペニア（penia）は減少を意味します。

　もともとサルコペニアは、加齢に伴って起こる、いわゆる老化現象の一つでした。ところが、がんなどの病気によって引き起こされる場合もあり、これを二次性サルコペニアと言います。

　サルコペニアを引き起こすメカニズムは、栄養状態の悪化や代謝異常によって筋肉の分解が進むことに加えて、筋肉のつくられる量が減ることと考えられています。

## 生活指導編【運動】

　したがって、適度な運動によって筋肉の分解を防ぎ、またタンパク質を中心とした栄養補充によって筋肉の合成を増加させることが予防や治療となります。

　実際に、術前の運動と栄養療法が、がんに伴うサルコペニアを改善するのに有効であったという報告があります[83]。

　この研究では、サルコペニアになった高齢の胃がん患者が、術前から運動療法（握力トレーニング、ウォーキング、レジスタンス運動）と栄養サポート（必要カロリー＋タンパク質摂取のアドバイス＋サプリメント）を約2週間行いました。

　その結果、一部の患者ではサルコペニアが改善し、また結果的に全員に重大な術後合併症は見られなかったとのことです。

### プレハビリテーション

　サルコペニアや身体機能の低下した患者に対し、合併症を減らして早期に回復することを目的に、術前から積極的に行うリハビリテーションが報告されています。これをプレハビリテーションと言います。

Evidence 20

　このプレハビリテーションのプログラム内容は施設や報告によって異なりますが、運動療法（エクササイズ）が中心となり、これに食事療法や心理療法を追加したものが一般的です。

　実際にプレハビリテーションの効果を調べた研究結果を紹介します。
　手術予定の大腸がん患者116人を対象とし、術前に4週間のプレハビリテーションを受けるグループ（57人）と、プレハビリテーションと同じプログラムを術後に受けるグループ（59人）に分け、身体能力がどの程度改善したかを比較検討しました[84]。
　プレハビリテーションのプログラムは、ウォーキングなどの有酸素運動20分（毎日）＋レジスタンス運動20分（週に3回）、タンパク質の摂取量が体重あたり1.2gになるようにホエイプロテインによる補充、心理

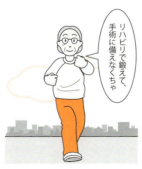

生活指導編【運動】

療法士による不安解消のリラクゼーションと呼吸法指導でした。

その結果、プレハビリテーションを受けた患者らは、手術直前の身体活動レベルと歩行能力（6分間歩行テスト）が有意に改善していました（下図）。一方、プレハビリテーションと同じプログラムを術後に受けた患者らは、これらの身体機能の変化は見られませんでした。

プレハビリテーションによる6分間歩行テスト結果の改善

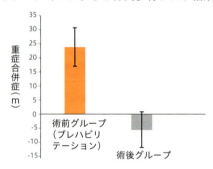

*Support Care Cancer* 2017; **25**: 33-40. を元に作成

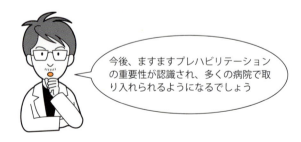

今後、ますますプレハビリテーションの重要性が認識され、多くの病院で取り入れられるようになるでしょう

サルコペニアの可能性があると思われる患者さんは、このようなプログラムがあるかどうかを担当医にたずねてみてください。あるいは、ご自身でタンパク質を中心とした栄養補給と運動（特にレジスタンス運動）を試してみてください。

> **POINT**
>
> 筋力や身体機能（歩く速度など）が低下していると感じているのならば、手術までの期間に運動（ウォーキングなどの有酸素運動＋ウェイトトレーニング）およびタンパク質を強化した食事（必要なら栄養補助食品）を続ける

## Column 5　ヨガはがん治療にとって本当に有用？

「がん」と「ヨガ」、一見、何の関係もないように見えますが、実はヨガはがん患者さんのストレスや不安を減らし、生活の質を高めるセルフケア（補完代替医療）として注目を集めています。

日本では、まだまだ浸透していない補完代替医療ですが、欧米ではエビデンスに基づいた治療として広く行われています。なかでも、ヨガは多くの臨床試験によって、その有効性が確認されています。

たとえば、放射線治療中の乳がん患者を対象としたランダム化比較試験の結果によると、ヨガを週3回、6週間続けたグループでは、治療後しばらくの間、ストレスと疲労感が減少し、一方で身体機能と生活の質が改善することが示されました[1]。

また、アメリカの最新のガイドラインでは、ヨガや瞑想など、いくつかのセルフケアを推奨しています。米国臨床腫瘍学会（ASCO）が推奨する「乳がん治療中または治療後の患者さんに対する補完代替医療」のガ

イドラインが2018年に報告されましたが、そのなかで、ヨガや瞑想（マインドフルネスなど）、音楽療法などが、エビデンスのグレードAまたはB（中等度〜高い効果［有益性］が期待できるエビデンスがあるもの）と評価されました[2]。

ヨガは「不安・ストレス軽減」「抑うつ状態・感情障害」「生活の質（全般）」の改善に有効であると推奨されています。

これは、乳がん患者を対象とした補完代替医療としての評価ですが、大腸がんなどの他のがんでも同様の効果があると考えられます。

補完代替医療にはヨガのほかに、瞑想（マインドフルネスなど）、鍼灸、ハーブ（漢方）、サプリメント、マッサージ、アロマセラピー、音楽療法、運動療法などがあり、いわゆる標準治療（主に西洋医学）の代わりに、あるいは補うかたちで行われるすべての医療があてはまります。

最近、日本緩和医療学会がガイドラインやエビデンスをホームページ上で紹介していますので、そちらを参考にご自分に適した補完代替医療を探してみるのも

いいかもしれません。ただし、治療を取り入れる場合には、事前に担当医と相談してからにしましょう。

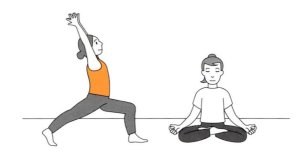

ヨガや瞑想はがん患者の不安やストレス軽減に効果的です

〈参考文献〉
1）Chandwani, K.D., et al. : Randomized, controlled trial of yoga in women with breast cancer undergoing radiotherapy. *J Clin Oncol* 2014; **32**: 1058-1065.
2）Lyman, G.H., et al. : Integrative Therapies During and After Breast Cancer Treatment: ASCO Endorsement of the SIO Clinical Practice Guideline. *J Clin Oncol* 2018; **36**: 2647-2655.

Evidence 21

## 抗がん剤治療中に筋肉が9％以上落ちると、死亡率が4.5倍上昇する

? Uさん（60歳代、女性）は、肝臓への転移を伴うステージⅣの大腸がんと診断されました。

抗がん剤治療を開始しましたが、副作用の倦怠感のため横になっていることが多く、外出する機会もめっきり減りました。

以前はスポーツジムに通って週に3日間はエアロビクスに参加していましたが、抗がん剤治療を開始してからはほとんど行けていません。

最近、鏡の前に立つと手足が細くなったように感じられます。

階段をのぼるのもきつくなってきたと感じています。

Uさんは、このまま筋肉が落ちていくと、現在受けている抗がん剤治療に何らかの影響が出ないか不安になってきました。

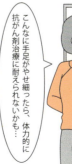

こんなに手足がやせ細ったら、体力的に抗がん剤治療に耐えられないかも…

生活指導編【運動】

　抗がん剤治療中には、筋肉量の減少が起こることがあります。つまり、「筋肉やせ」です。

　これは、食欲の低下によって食事量（特にタンパク質の摂取量）が減ったり、疲労感などから活動性（運動量）が低下したり、あるいは代謝異常などが原因であると考えられています。

　この抗がん剤治療中の筋肉量の減少は、体重の減少とはまた別の問題であり、生存率の低下（予後不良）のサインであるという研究報告がいくつかあります。

　ここでは、転移性大腸がん、胆道がん、卵巣がん患者における抗がん剤治療中の筋肉量減少と生存期間との関係についての報告を紹介します。

### 抗がん剤治療中の筋肉量減少と生存期間との関係

#### ●大腸がん

　転移を認める大腸がん患者67人（平均年齢66歳）を対象とし、抗がん剤治療の前後でCT画像上の筋肉の面積を比較して筋肉量の変化を測定し、生存期間との関係について調査しました[85]。

　その結果、治療期間中の筋肉量の減少が高度（9％以

上)であったグループでは、それ以外(9％未満)のグループに比べて有意に治療の経過は良くありません(予後不良)でした(6カ月生存率が33％対69％、1年生存率が17％対49％)(下図)。

転移性大腸がん患者の抗がん剤治療中の筋肉量減少と生存期間

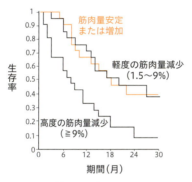

*J Clin Oncol* 2016; **34**: 1339-1344. を元に作成

さらに詳しく解析すると、治療中の筋肉量の減少が9％以上であることは、死亡率を約4.5倍に上昇させるという結果でした。

抗がん剤治療中の転移性大腸がん患者で筋肉量の減少が見られ、それが高度な減少の場合、生存率の低下と関連していました。

### ● 胆道がん

次は胆道がん患者524人を対象とした研究です[86]。患者は抗がん剤治療（ゲムシタビン＋プラチナ製剤または5-FU＋プラチナ製剤など）を受けました。CT画像で全筋肉の面積を求め、身長で調整した値を骨格筋指数（全筋肉の面積 $[cm^2]$ ÷身長 $[m]^2$）としました。

結果ですが、抗がん剤治療中に骨格筋指数が減少したグループでは、骨格筋指数が維持されていたグループに比べ全生存期間が有意に短くなっていました（下図）。

胆道がん患者の抗がん剤治療中の骨格筋指数の変化と全生存期間

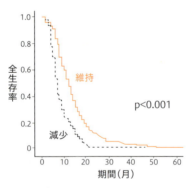

*Oncotarget* 2017; **8**: 79441-79452. を元に作成

また、診断時の骨格筋減少と肥満も、全生存期間の短縮と相関していました。

以上より、抗がん剤治療を受ける胆道がん患者では、診断時の骨格筋減少と肥満に加え、治療中の骨格筋の減少が、最も正確に治療後の見通しの悪さを予測する目印（マーカー）となることが示されました。

● 卵巣がん

 卵巣がん患者123人の術前抗がん剤治療の前後における骨格筋量をCT画像で測定し、その変化と予後（生存期間）との関係についての調査もあります[87]。

 その結果、抗がん剤治療中に骨格筋量が減少したグループでは、維持または増加していたグループに比べ全生存期間（中央値）が515日も短くなっていました（下図）。

卵巣がん患者の抗がん剤治療中の骨格筋量の変化と全生存期間

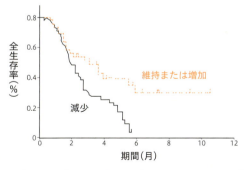

*J Cachexia Sarcopenia Muscle* 2016; **7**: 458-466. を元に作成

生活指導編【運動】

　一方、治療開始時の骨格筋量は生存期間に影響しませんでした。
　さらに言うと、術前抗がん剤治療を受ける卵巣がん患者では、治療中の骨格筋量の減少があると死亡率が77%も高まることが示されました。

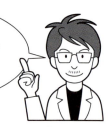

以上をまとめると、転移性大腸がん、胆道がん、卵巣がんでは、抗がん剤治療中の筋肉量の減少は生存率の低下と相関していたということになります

### 抗がん剤治療中に筋肉量を維持するには

　では、どうしたら抗がん剤治療中の筋肉量（骨格筋量）の減少を防げるのでしょうか？

　抗がん剤治療中に筋肉量が落ちる最大の原因として、食欲低下による栄養摂取障害と運動不足が挙げられます。そこで、栄養摂取障害と運動不足への対策が必要となります。
　このためには、現時点では、どうしたら筋肉量の減

少を防げるかについてエビデンスに基づく確立された方法はありませんが、タンパク質を意識した食事療法や栄養補助（必要があればプロテインや他のサプリメント）と、運動を続けることが最も効果的と考えられます（抗がん剤治療中の運動に関しては、次の「Evidence 22」で述べます）。

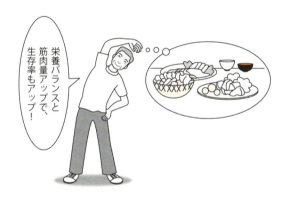

POINT

抗がん剤治療中には筋肉を維持することが大切である。栄養摂取の改善（タンパク質強化食など）やレジスタンス運動（筋トレ）、あるいはサプリメントが筋肉維持に有効であると考えられている

生活指導編【運動】

Evidence 22

## 抗がん剤治療中の運動が副作用の軽減に役立つ

❓ Vさん（50歳代、女性）は、乳がんの部分切除術を受けました。

しかし、手術から5年後にがんが再発したため、現在は抗がん剤治療を受けています。

Vさんは以前からジョギングをしていましたが、抗がん剤治療中に運動すると疲れにより副作用がひどくなるような気がするため、いまはやめています。

しかし、夫からは「体力が落ちてしまうからジョギングは無理でも、ウォーキングなど運動は続けたほうがよいのではないか？」と言われます。

Vさんも体力が落ちてしまうのは嫌ですし、その上、ストレスの発散も思うようにいかずモヤモヤしています。

次の診察のとき、担当医に相談してみようと考えています。

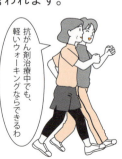

抗がん剤治療中でも、軽いウォーキングならできるわ

Evidence 22

　抗がん剤治療中には、副作用などの関係でどうしても運動不足になってしまいます。運動不足は筋力の低下や筋肉量の減少をもたらし、結果的には生存率の低下につながります（P.172「Evidence 21」参照）。
　したがって、抗がん剤治療中でも筋力と筋肉量を維持するために適切な運動が必要であると考えられます。

　しかし、本当に抗がん剤治療中に運動が必要なのでしょうか？　また、そうだとしたら、どのような運動がよいのでしょうか？

## レジスタンス運動と有酸素運動の効果

　まずは 2015 年に報告された、V さんと同じ乳がん患者を対象とした研究を紹介します。
　この研究では、術後の補助化学療法を受ける乳がん患者 230 人を次の 3 つのグループに分けました[88]。
・家での軽い運動（軽度運動）
・専門の理学療法士による指導に基づく中程度から強めの筋肉に負荷をかける運動（レジスタンス運動）＋有酸素運動（中・強度運動）
・定期的な運動を含まない通常のケア（運動なし）

### 生活指導編【運動】

　そして、抗がん剤の点滴終了時に心肺機能、身体機能、副作用、筋力、疲労感について評価しました。

　その結果、運動なしの患者グループに比べ、軽度運動と中・強度運動の患者グループではより良好な心肺機能、身体機能を保っており、吐き気・嘔吐と痛みもより少なかったという結果でした。さらに、中・強度運動の患者グループでは筋力と疲労感も改善していました。
　また、軽度運動と中・強度運動の患者グループでは、運動なしの患者グループに比べ、より早く、またより長時間、仕事へ復帰できていました。

　これらの結果より、抗がん剤治療中に中程度から強めのレジスタンス運動と有酸素運動を続けることによって、身体機能と筋力を保ち、疲労感や他の抗がん剤の副作用を軽減することが可能であり、もしできなければ、代わりに家での軽い運動でもよいと結論づけています。

　続いて、抗がん剤治療中の乳がん患者における、レジスタンス運動の疲労感と生活の質への効果についての検討です[89]。
　術後補助化学療法を受ける乳がん患者101人を、レ

ジスタンス運動（マシンを使った8タイプの筋肉トレーニング）のグループ（52人）とストレッチ（筋肉のリラクゼーション）だけのグループ（49人）とに分けました。ともに専門のトレーナーの指導のもと、1日60分のセットを週2回行い、これを12週間以上にわたって行いました。

2つのグループにおける、13週間目の疲労感と生活の質を比較したところ、ストレッチだけのグループでは抗がん剤治療中に疲労感が悪化していましたが、レジスタンス運動のグループではそのような悪化は見られませんでした。また、生活の質に関しても、ストレッチだけのグループに比べてレジスタンス運動のグループでは良好でした。

## 筋肉やせ

最後に、抗がん剤治療中の乳がん患者の「筋肉やせ」に対して、レジスタンス運動と有酸素運動の効果を比較した臨床試験を紹介します。

術後の抗がん剤治療中の乳がん患者200人を次の

**生活指導編【運動】**

3つのグループに分けました[90]。
- 積極的な運動を指導しない通常のケアのグループ（70人）
- 有酸素運動を行うグループ（64人）
- レジスタンス運動を行うグループ（66人）

評価項目は、①骨格筋量の減少（サルコペニア）、②筋力低下（ダイナペニア）、③関連する生活の質（QOL）の変化です。ちなみに、試験開始時に患者の25.5％にサルコペニアを認め、54.5％にダイナペニアを認めました。

結果ですが、通常のケアと有酸素運動を合わせたグループに比べ、レジスタンス運動のグループでは、有意にサルコペニアとダイナペニアが改善していました。サルコペニアの改善は、生活の質および疲労感の改善を伴っていました。

以上の結果より、いずれも乳がん患者を対象とした臨床試験ではありますが、抗がん剤治療中でも運動、特にレジスタンス運動は、筋力や筋肉量の維持、副作用（特に疲労感）の軽減、

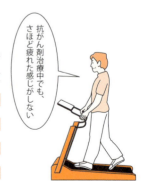

抗がん剤治療中でも、さほど疲れた感じがしない

Evidence 22

生活の質の向上に役立つことが示されました。これは他のがんにも言えることです。

・・・・・・・・・・・・・ **オススメの運動法** ・・・・・・・・・・・・・

抗がん剤治療中は、疲労感や他のさまざまな副作用があるために、どうしても運動をする気になれず、自宅に引きこもりがちになります。しかし、1日10〜20分間でよいので、無理しない程度に筋肉トレーニングをする習慣をつくりましょう。

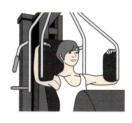

できれば専門のトレーナーに指導してもらいながら有酸素運動とレジスタンス運動が同時にできるスポーツジムに通うことをオススメします。

**家庭でできる簡単なレジスタンス運動**

・ダンベル運動
・スクワット
・腕立て伏せ（または壁腕立て伏せ）など

POINT

抗がん剤治療中でも運動（特にレジスタンス運動）をしたほうがよい

生活指導編【その他】

Evidence 23

がん診断後の生活習慣として、
2時間以上の昼寝をしていると
死亡率が2倍以上も高くなる

❓ Wさん（60歳代、男性）は、大腸がん（ステージⅢ）の手術を受け、術後の再発予防のために抗がん剤治療を受けています。

会社経営者だったWさんの生活はもともと不規則で、付き合いもあり暴飲暴食することも多く、また運動する習慣もありませんでした。

ある医師の講演で「がんは生活習慣病です」という言葉を聞き、ドキッとしたWさんはこれまでの生活習慣を見直したほうがいいかもと思ってい

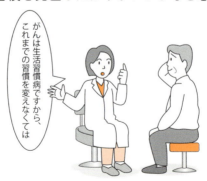

がんは生活習慣病ですから、これまでの習慣を変えなくては

ます。

　一方で、「もう、がんになってしまったのだし、これから生活習慣を変えてもしょうがないのでは？」と諦めた気持ちもあります。

　しかし、がんにかかったことをきっかけに妻との余生をできるだけ長く一緒に送りたいという気持ちが強くなってきています。

　Wさんは、がんと診断された後なのに生活習慣を変えるメリットがあるのか悩んでいます。

　がんの原因の1つとして、運動や食事、睡眠時間などの生活習慣が関係していると言われています。たとえば、定期的に運動をしない活動性の低い人はがんになりやすいことがわかっています。

　では、がんの診断をきっかけに、その後の生活習慣を変えることで寿命（生存期間）をのばすことが可能なのでしょうか？

生活指導編【その他】

### 日常生活における身体活動性が低いと死亡リスクが上がる

　今回、大腸がんサバイバーにおける、診断後の生活習慣と死亡率との関係についてのドイツの研究報告を紹介します[91]。

　大腸がんサバイバー1376人（平均年齢69歳）を対象に、診断後の生活習慣についての詳しいアンケート調査を行いました。調査内容は、以下のとおりです。

- 1週間のうち、さまざまな身体活動（ウォーキング、サイクリング、スポーツ、ガーデニング、家事［例：クッキング、皿洗い、洗濯］、家の修理［日曜大工］）に費やす平均時間
- 夜間と昼間の睡眠時間、テレビ視聴時間（1日何時間）

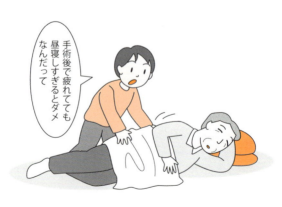

Evidence 23

　調査期間中（中央値 7 年）に、200 人が死亡しました。彼らの診断後のライフスタイルと死亡率について関連性を調査しました。

　結果は、全体の身体活動性が高いグループでは、低いグループに比べて死亡率が 47％低下していました。特に、スポーツ（66％低下）、ウォーキング（35％低下）、ガーデニング（38％低下）を活発にしているグループで死亡率が低下していました。

　昼間に 2 時間以上の睡眠をとっているグループでは、昼間に睡眠をとらないグループに比べて死亡率が 2.22 倍も上昇していました。

　1 日 4 時間以上テレビを視聴しているグループは、2 時間未満のグループに比べて死亡率が 45％上昇していました。

　以上をまとめると、がん診断後の高い身体活動（特にスポーツ、ウォーキング、ガーデニング）は大腸がんサバイバーにおける死亡リスクを低下させ、一方で長時間の昼寝（2 時間以上）とテレビ視聴（4 時間以上）は死亡リスクを上昇させるという結果でした。

生活指導編【その他】

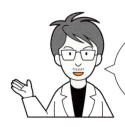

大腸がん診断後の生活習慣と生存期間との関係については、このほかにも多くの研究が行われており、運動など活発な身体活動は再発を減らし、生存期間を延長するという同様の結果を示しています

　また、リンパ腫や白血病などの血液がん患者5182人を対象としたアメリカでの研究でも、がん診断後の活発な身体活動（週に4時間以上）は36〜47％の死亡率低下と関連していました[92]。

　がんの死亡リスクを減少させるためには、歩いたり、からだを動かしたりすること。特にスポーツをすること。テレビは長時間観ないこと。そして、昼寝は最低限の時間（できれば30分以内）にすることが重要です。

POINT

がんの死亡リスクを減少させるためには、診断後もスポーツなど積極的にからだを動かす習慣をつくることが重要。また、昼寝やテレビを観る時間は減らす

Column 6　遅い夕食や夜食はがんの再発率を本当に高める？

　みなさん、夜ご飯はどのような時間帯に食べられていますか？　きっとまちまちな人が多いことと思います。また、お腹が空いた状態では寝られないということで、寝る前の間食（夜食）をとる人も多いことと思います。

　ただ近年、夜間の絶食時間（夕食から次の日の朝食までの時間）が長いほど、がんの再発率が低下するという研究報告があります。

　アメリカ・カリフォルニア大学サンディエゴ校の研究チームは、1995～2007年の約12年間に、早期乳がん患者2413人（平均年齢52.4歳）について食事調査を行い、夜間の絶食の長さと乳がん再発率との関係を調べました[1]。

　その結果、夜間の絶食時間が13時間未満であった女性では、13時間以上であった女性に比べ、再発率が36％高かったとのことです。

　しかし、13時間とは長いですね。1日24時間のうち半分以上です。そんなに長い時間食べ物を口にしな

いことががんの再発率を下げるということに驚きです。

　また、この研究ではほかにもわかったことがあり、絶食時間が長いほど血糖値は低下し睡眠時間も長かったとのことです。
　つまり、夜間の絶食時間が長いほど血糖値の低下と長い睡眠時間が得られ、夜間の絶食時間が13時間以上だと、がんの再発率の低下も得られるようです。

　ですので、がん患者さんは、食べるものだけではなく、食べる時間にもこだわってみてはいかがでしょうか。
　早めの夕食に遅めの朝食など、ちょっとした生活習慣の調整で実行できるものと思います。

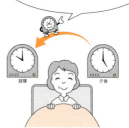

夕ご飯はなるべく早い時間に食べて、なるべく長くお腹を空っぽにしておいたほうが、血糖値も上がらないし、がんの再発率も下がります

〈参考文献〉
1) Marinac, C.R., et al. : Prolonged Nightly Fasting and Breast Cancer Prognosis. *JAMA Oncol* 2016; **2**: 1049-1055.

Evidence 24

# 消化管（お腹）のがんでも、たばこは術後合併症の発症率を2倍にし、お酒は1.5倍にする

❓ Xさん（50歳代、男性）は、食品メーカーの営業職です。

昔からヘビースモーカーで、移動の合間や顧客訪問後などに吸い、1日のたばこの本数が30本を超えます。

また、お酒も大好きで、毎晩ビール中瓶2本と日本酒を3合飲んでいます。

Xさんは、春に受けた会社の健康診断で胃に異常があると評価され、要再検査となりました。

大学病院で精密検査を受けた結果、ステージⅠの胃がんと診断され、2週間後に胃切除術を予定しています。

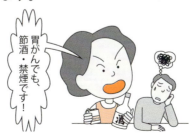

生活指導編【その他】

担当医からは、手術までの間に禁煙と節酒をするよう指示が出ましたが、Xさんは「お腹の手術にたばこやお酒が関係あるはずがない」と、長年続けてきたたばことお酒をやめる気はありません。

それにいまさら感も強く、ステージもIと早期で問題ないのではないかと考えています。

### 喫煙と術後合併症の関係

喫煙は、ご存じのように肺がんをはじめ多くのがんの危険因子です。

また、たばこを吸う人は吸わない人に比べ、肺の切除後に肺炎などの呼吸に関する術後合併症が増え、さらに長期的な治療成績（生存率）も悪くなることが報告されています。

たとえば、肺の手術を受けた患者のうち、術後に呼吸に関する合併症が見られた割合は非喫煙者が24％であったのに対し、手術の2週間以内と2〜4週間前まで喫煙を続けていた患者の合併症はそれぞれ44％と

54％であり、非喫煙者の約 2 倍にもなることがわかっています[93]。

一方で、術前に 4 週間以上にわたって禁煙をしていた患者では、非喫煙者と合併症のリスクが同じレベルまで低下するということでした。

このように肺がんに対する肺切除術では、喫煙が合併症を増やす重大な危険因子であり、喫煙者には術前に禁煙の指導をすることはすでに常識となっています。

では、お腹（消化管）の手術ではどうなのでしょうか？実は消化管の手術でも、喫煙が術後の合併症や手術の死亡率を増加させる因子であることが報告されています。

胃の切除術を受ける X さんと同じ胃がん患者 1335 人を対象に、手術前の喫煙の有無と術後合併症の発生率との関係を調査した研究があります[94]。

結果は、喫煙者では術後合併症の発症率が 12.3％であり、非喫煙者の 5.2％に比べて有意に高いという結果でした。

特に、喫煙者では傷の治りが悪い、呼吸関連の合併症（肺炎など）や縫合不全（つないだところから内容

生活指導編【その他】

物が漏れること）などが多く見られ、これらの合併症の程度も非喫煙者より重症であったとのことです。

では、術前に禁煙をすれば合併症は減るのでしょうか？

この研究では禁煙の効果についても調べていて、下表のような結果でした。

これを見ると胃がんの手術の場合、喫煙者であっても、術前に2週間以上の禁煙をすることで合併症を非喫煙者とほぼ同じレベルまで減らすことができることを示しています。

### 術前の禁煙の合併症発症に対する効果

| 禁煙期間 | 非喫煙者と比べての合併症の上昇率 |
|---|---|
| 術前2週間以内 | 3.4倍 |
| 2〜4週間 | 1.0倍 |
| 4〜8週間 | 2.2倍 |
| 8週間以上 | 1.3倍 |

*Gastric Cancer* 2015; **18**: 683-690. を元に作成

食道がんについて、喫煙（禁煙期間）と術後合併症と死亡率との関係を調べた研究もあります[95]。この研究では、246人の手術を控えた患者を、5つのグループ

(非喫煙者、術前に禁煙しなかった患者、術前の禁煙期間が7～30日、31～90日、91日以上)に分け、術後の合併症と死亡率を調査しました。

その結果、肺炎や重症の合併症は、術前の禁煙期間が長ければ長いほど少なかったのです。特に、術前の禁煙期間が30日以内だと肺炎になりやすく、90日以内だと重症の合併症が起こりやすいという結果でした。

したがって、食道がんの場合、合併症を減らすためには90日(3カ月)以上の禁煙が望ましいとしています。

また、たばこは術後合併症を増やすだけでなく、がんの肺への転移を促進するという報告もあります。手術を受けた大腸がん患者567人を対象とした研究では、喫煙者では肺転移のリスクが2.7倍も上昇していたということです[96]。

一方、非喫煙者や禁煙をした過去の喫煙者ではこのようなリスクの上昇は見られませんでした。

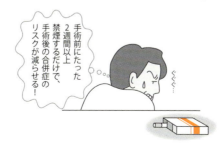

手術前にたった2週間以上禁煙するだけで、手術後の合併症のリスクが減らせる!

生活指導編【その他】

　以上より、喫煙は肺の手術にとどまらず、消化管（お腹）の手術の合併症を増加させる原因となります。また、手術による死亡率や肺への転移を増加させることもあるとのことです。

　これらのリスク上昇は禁煙によって防げます。術前の禁煙期間が長いほど合併症のリスクを減らすことが可能と考えられますので、できるだけ早い段階で禁煙をスタートすることが大切です。

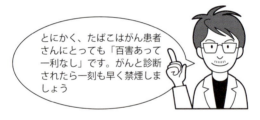

とにかく、たばこはがん患者さんにとっても「百害あって一利なし」です。がんと診断されたら一刻も早く禁煙しましょう

## アルコールと術後合併症との関係

　では、アルコールはどうなのでしょうか？

　さまざまな手術（がん、良性疾患などすべての手術）における術前の飲酒と術後合併症との関係についてのこれまで研究報告をまとめた論文によると、術前にアルコールを摂取している人は、術後合併症が全体で56％も上昇していました[97]。なかでも感染症関連が73％、傷の問題が23％、呼吸器系の合併症が80％上昇してい

ました。

　さらに、アルコールを多量に摂取していた人は、手術に関連した死亡率が約 2.7 倍にも上昇していました。つまり、手術前にお酒をたくさん飲んでいた人は術後の合併症が増えるだけではなく、死亡リスクまで高まるということです。

　また、飲酒はがんの転移を促進する可能性も指摘されています[98]。切除手術を受けた大腸がん患者 133 人を対象とした肝転移の危険因子を調査した日本での研究です。
　結果は、アルコールを摂取する人たちの肝転移のリスクは、摂取しない人たちに比べて 2.6 倍でした。ただし、アルコールの摂取量や種類（日本酒、ビール、ウイスキー）に関しては差を認めませんでした。

　以上より、アルコールの摂取は大腸がんの肝転移のリスクを高めることが示され、大腸がん患者でアルコールを飲む人は特に肝転移に注意が必要であると結論づけています。

　では、お酒をたくさん飲んでいた人でも術前に禁酒

生活指導編【その他】

すれば大丈夫なのでしょうか？

　69人のアルコールを多飲していた患者を対象としたノルウェーでの臨床試験の結果によると、術前の禁酒によって術後合併症が78％も減少したとのことです[99]。

　禁酒することで合併症のリスクはずいぶん減るということですね。

POINT

たばこを吸っている人は、少なくとも手術までの期間は禁煙する。また、お酒をたくさん飲んでいる人は、節酒に努める

# Evidence 25

## 手術前の歯みがきで合併症の発症率を3分の1まで減らせる

❓ Yさん（60歳代、男性）は、以前から歯周病があり、しばらく歯石除去やブラッシングの指導のために歯医者に通っていました。

最近では忙しくて歯医者に行く時間がなく、歯みがきも1日2回しかできていません。

Yさんは近ごろ喉のつかえ感があり、病院で検査を受けたところ食道がんと診断されました。

手術は3週間後に決まりました。

何かの雑誌で「歯周病菌が手術後の合併症の原因となる」といった記事を見かけたことがあり、心配になりました。

Yさんは術前に歯医者を受診すべきか悩んでいます。

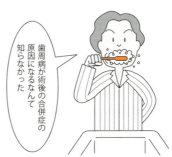

歯周病が術後の合併症の原因になるなんて知らなかった

### 生活指導編【その他】

　一見、口の中と手術の合併症とはなんの関係もなさそうですが、実は口腔内の細菌（特に歯周病菌）の増殖が、術後合併症（特に肺炎や傷の化膿などの感染性合併症）の原因となることがわかっています。

　食道切除術を受けた食道がん患者39人を対象とした日本の研究です[100]。
　手術前に歯垢を採取して細菌（病原菌）の検査をし、術後合併症との関係を調べました。

　手術後の合併症として、14人（35.9％）に肺炎が起こっていました。肺炎を発症した患者は、歯垢中の病原菌が陰性であった32人中9人（28.1％）と少なかったのに対し、病原菌が陽性であった7人中5人（71.4％）と多くなっていました。
　また、歯垢の病原菌が陽性で術後肺炎を起こした患者のうち2人では、術後のたんから同じ病原菌が検出されました。つまり、術前に口の中に病原菌が存在すると肺炎になりやすく、またその病原菌が肺炎を引き起こす可能性があるという結果でした。

　さらに、手術前に歯周病菌をきちんとコントロール

Evidence 25

しておくことで、術後の合併症を減らせることが報告されています。実際に、手術前の口腔ケア（歯みがき）で術後の肺炎が減ったという日本の研究結果を紹介します[101]。

食道切除術を予定した食道がん患者86人のうち、2007年以降の45人には、手術前1週間以上、1日5回の歯みがき（起床時、毎食後、就寝前）を行うよう指導しました（歯みがきグループ）。この歯みがきグループと、それ以前の特別な口腔ケアの指導を行っていない患者41人（指導なしグループ）との間で術後合併症を比較しました。

その結果、手術後の肺炎は、指導なしグループでは32％でしたが、歯みがきグループでは9％まで減少していました。なかでも、気管切開を必要とする重症の肺炎はいませんでした。
特に手術前の歯垢の検査で歯周病菌が陽性であった患者に限った解析では、手術後の肺炎は指導なしグループでは71％、

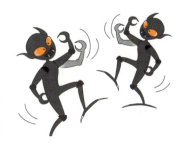

# 生活指導編【その他】

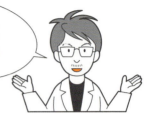

この結果から、手術前に歯みがきをしっかりとすることは、食道がん術後の肺炎を予防する比較的簡単な方法であると考えられます

歯みがきグループでは17％でした。

　他の部位のがんにおいても同じような結果が報告されています。口腔がん（扁平上皮がん）患者66人を対象とした日本の研究です[102]。

　専門の医師と歯科衛生士による口腔ケアを受けたグループ（33人）と、受けなかったグループ（33人）に分けて、術後合併症（創感染）の頻度について比較しました。

### 専門の医師と歯科衛生士による口腔ケアの内容

- 専門的な歯の洗浄
- 歯石取り
- 適切な歯ブラシ、デンタルフロス、口腔粘膜/舌洗浄用のスポンジブラシ、口内洗浄液を用いた口腔ケアの指導

結果ですが、術後の創感染（傷口の感染）は口腔ケアを受けてないグループでは33％（11人）であったのに対し、口腔ケアを受けたグループでは9％（3人）と有意に少ないという結果でした。

さらに詳しく解析した結果、口腔ケアを受けないことは、創感染のリスクを約6倍にも高める因子であると示されました。

最近では積極的に術前の口腔ケアを取り入れている病院もあります。もし、手術を受ける病院で歯科（あるいは口腔外科）受診や術前口腔ケアの説明や指導がなかった場合には、自分でかかりつけの歯科へ行き、歯周病、虫歯のチェック・治療、そして専門的な口腔内清掃を受けてください。

また、毎日の口腔ケア（洗浄方法）の指導を受けましょう。術前にはしっかりと口腔ケアをして、歯周病菌を減らしてから手術にのぞみましょう。

**POINT**

歯周病菌は術後合併症（特に感染）の原因となるため、できれば術前に歯科あるいは口腔外科を受診し、専門の口腔ケアを受ける

生活指導編【その他】

Evidence 26

# 心理的苦痛（つらい気持ち）が、がん死亡リスクを30％以上高める

? Zさん（50歳代、女性）は、左の乳房に乳がんが発覚し手術を受けることになりました。

現在は手術前の抗がん剤治療中です。

がんの告知を受けてからというもの、不安や心配に悩まされ、夜もあまり眠れていません。さらに、抗がん剤の副作用もあって、とてもつらい状況です。

Zさんは何かの雑誌で、「うつ病のがん患者は死亡率が高い」という記事を読んだことがあり、このままでは自分もうつ病になってしまって治療もうまくいかなくなるのでは、と心配しています。

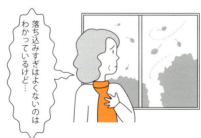

## Evidence 26

　家族の励ましも耳に入ってこないくらいの状態です。
　がんによるつらい気持ち（心理的苦痛）が続いているZさんを見て、家族全員がとても心配しています。

　昔からよく「病は気から」と言いますが、実際に多くの研究によって、心血管疾患や脳卒中などの病気のリスクは、心理的な状態によって強く影響されることが証明されています。

　これまでに、うつ病があるがん患者さんではがんが再発しやすく、治療後の経過（予後）が悪いということが報告されています。しかしながら、大規模な研究結果に基づいた明確なエビデンスはありませんでした。
　最近、海外からの論文で、心理的苦痛がさまざまながんの死亡率を上昇させるというデータが報告されました。

### 心理的苦痛に影響を受けるがんがある

　イギリスの研究者らが、1994～2008年に開始され

生活指導編【その他】

た16の臨床研究の参加者16万3363人の追跡調査から、心理的状態のスコアとがん死亡率との関係についてアンケート調査をしました[103]。

また、調査期間中の16種類のがんによる死亡との関係を解析しました。

> 食道がん、胃がん、大腸がん、肝臓がん、膵臓がん、肺がん、中皮腫、乳がん、卵巣がん、前立腺がん、膀胱がん、腎がん、中枢神経系がん［脳腫瘍］、非ホジキンリンパ腫、多発性骨髄腫、白血病

平均9.5年間の調査期間において、がんによる死亡が4353人に見られました。

がん死亡リスクを比較した結果、心理的苦痛が強い人では、心理的苦痛が弱い人と比較して、がん（全部位）による死亡率が30％以上も高くなっていました。

がんのうち、肺がんなどの喫煙に関係するがんでは心理的苦痛と死亡率との間に有意な関係は見られず、一方で喫煙に関係しないとされるがんでは、心理的苦痛による死亡率の上昇が大きい（45％上昇）という結果でした。

がんの部位（種類）別の解析では、特に肝臓がん（4.24倍）、白血病（3.86倍）、悪性リンパ腫の一つの非ホジキンリンパ腫（3.14倍）などにおいて、心理的苦痛による死亡率の上昇が顕著でした。

### 心理的苦痛による死亡率の高いがん

| | |
|---|---|
| 肝臓がん | 4.24 倍 |
| 白血病 | 3.86 倍 |
| 非ホジキンリンパ腫 | 3.14 倍 |
| 膵臓がん | 2.76 倍 |
| 膀胱がん | 2.69 倍 |
| 胃がん | 2.67 倍 |
| 食道がん | 2.59 倍 |
| 前立腺がん | 2.42 倍 |

*BMJ* 2017; 356: j108. を元に作成

この結果より、心理的苦痛（不安やうつ）は、さまざまながんの死亡率の上昇の予測因子になることが明らかとなりました。

········ **不安や落ち込みが激しいときの対処法** ········

がんについての不安な気持ちや落ち込みが強い場合には、次の方法が有効な場合があります。

**生活指導編【その他】**

- 家族や周囲の信頼できる人に話してみる
- 同じがんを克服したサバイバーと話す
- 気晴らしに楽しいこと（趣味など）をする

それでも不安やうつ状態が続く場合には、担当医や看護師、あるいは病院のがん相談窓口のスタッフに相談しましょう。専門医（心療内科、精神科、精神腫瘍科の医師）によるカウンセリングや治療が必要な場合もあります。

**POINT**

心理的な苦痛（うつ、不安など）が大きい場合、そのつらい気持ちを周りの人に話したり、気晴らしをしても改善しないようであれば、担当医や看護師に相談する

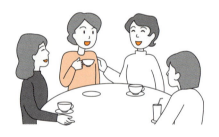

Evidence 27

# 抗がん剤治療中のインフルエンザワクチンの予防接種で、1年後の死亡率を12％低下

? aさん（70歳代、男性）は、大腸がんのため、抗がん剤治療を受けています。

aさんは、大腸がんと診断される前までは、毎年11月には妻と一緒にインフルエンザワクチンの予防接種を受けていました。もちろん、抗がん剤治療を受けている今年もインフルエンザのシーズンに備え、インフルエンザワクチンの予防接種を受けたいと思っています。

担当医に相談してみると、担当医は心配しすぎずインフルエンザワクチンの予防接種を受けるようにと勧めてくれました。

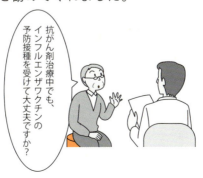

生活指導編【その他】

　しかし、抗がん剤治療中は、血液中の白血球が通常時よりも減っているため、免疫力が低下しているようです。実際にaさんも少し減っています。
　そのため、インフルエンザワクチンを接種することで熱が出たり、他の強い副作用が出たりしないか心配しています。

　毎年、インフルエンザのシーズンになると、外来に通ってこられるがん患者さんから「インフルエンザの予防接種は受けたほうがいいですか？」という質問を受けることが増えてきます。
　特に、抗がん剤治療中のがん患者さんは、「インフルエンザのワクチンは効果があるのか？」といった疑問や「副作用は大丈夫なのか？」という心配が大きいようです。

　一般的には、がん（血液のがんではなく、臓器や細胞にできる塊のがん［固形がん］）の患者にもインフルエンザワクチンの予防接種は推奨されていますので、「どうぞ受けてください」と私は勧めています。

Evidence 27

　しかし、aさんのように血液中の白血球が減っている状態で予防接種を受けてしまうと、かえって熱が出たり、ワクチンの副作用が出てしまうのではないかと心配してしまうと思います。

　予防接種で推奨されているように、本当に抗がん剤治療中のがん患者におけるインフルエンザワクチンの予防接種の安全性、有効性などは確立しているのでしょうか？

## ワクチン接種の効果は生存率の改善にもつながる

　aさんのような抗がん剤治療中の固形がん患者におけるインフルエンザワクチンの有効性や安全性などについてオランダの研究グループがまとめています[104]。

　彼らは20の臨床試験におけるインフルエンザワクチンの有効性、安全性などについて詳しく検討しました。がんの種類は、肺がん、大腸がん、乳がん、卵巣がんなど、さまざまでした。

　そもそも抗がん剤治療中のがん患者でも、インフルエンザワクチン接種で有効な免疫細胞ができるのかを調べました。

> 生活指導編【その他】

　インフルエンザワクチンは、抗体をつくるために必要な成分をウイルスから取り出してつくられた「不活化ワクチン」で、注射でこれを体内に入れます。血液中の免疫細胞は、インフルエンザウイルスを攻撃対象として認識し、抗体をつくります。

　これで、実際にインフルエンザウイルスがからだに入ってきても、より早く抗体がつくれ、ウイルスを攻撃できる態勢ができます。

　一般に、この状態を「抗体ができた」と言います。抗体がなかった状態（陰性）から、できた状態（陽性）になることを「陽転」といいます。

　ワクチンの効果は、ウイルスを体内から除去するための抗体ができることで発揮されます。ワクチンを接種しても抗体がつくられなければ効果が期待できません。

　オランダの研究グループの報告によると、がんの種類、ワクチンの種類や接種のタイミングなどによって、1回のワクチン接種により抗体ができる割合（抗体陽転率）は異なるものの、==抗がん剤治療を受けているか、受けていないかによって抗体陽転率に差は出ない==ということです。

つまり、抗がん剤治療中のがん患者でもインフルエンザワクチンの効果が期待できるという結果でした。

では実際に、aさんのように抗がん剤治療中のがん患者にとってインフルエンザワクチンはどのような有効性があるのか、他の研究結果を見てみましょう。

抗がん剤治療を受けているステージⅣの大腸がん患者1225人を対象としたインフルエンザワクチンの効果について調査したアメリカでの研究があります[105]。この研究の患者のがんは、肺や肝臓など全身に転移が見られaさんより進行しています。

全患者のうち、約40%の患者がインフルエンザワクチン接種を受けており、ワクチンの効果の有無について、残りの約60%の受けていない患者と比較しました。

結果は、ワクチン接種を受けた患者グループでは、健常者と同様に受けてない患者グループと比べてインフルエンザや肺炎にかかる率が低かったということが示されました。効果があるということですね。

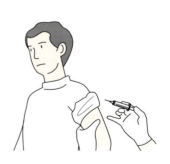

生活指導編【その他】

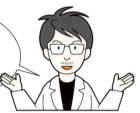

抗がん剤治療中の固形がん患者におけるインフルエンザワクチンの予防接種は、ふつうの健康な人と同じく、インフルエンザ感染および肺炎の発症率を減少させ、生存率も改善させるようです

　また、ワクチン接種グループでは、副作用がひどくて抗がん剤治療が中止となる頻度も少ないという結果でした。

　さらにデータを詳しく見てみると、インフルエンザワクチンの予防接種により、1年後のすべての原因による死亡率を12％減少させるという結果も示されました。

## 副作用が強く出ている場合は要注意

　これまでの報告では、がん患者さんにおけるインフルエンザワクチン接種に伴う重大な副作用についての報告はありません。

　ワクチン接種後の発熱などの報告もほとんどありません。

　抗がん剤治療中のがん患者さんであってもインフルエンザワクチンの予防接種は安全に受けられると考えられています。

Evidence 27

　抗がん剤治療中のがん患者さんがインフルエンザワクチンの予防接種を受ける場合の有効性と安全性が示されました。ただし、抗がん剤治療の副作用が強く出ている場合などは、からだが弱っている状態であるためワクチンの接種は避けたほうがいいでしょう。接種のタイミングについては、担当医とよく相談して判断してください。

> **POINT**
>
> 抗がん剤治療中のがん患者もインフルエンザワクチンの予防接種の効果はあり、ワクチンの副作用は健康な人と同様であり、安全であると考えられる

# 参考文献

1) Gooiker, G.A., et al. : Systematic review and meta-analysis of the volume-outcome relationship in pancreatic surgery. *Br J Surg* 2011; **98**: 485-494.
2) Schneider, E.B., et al. : Provider versus patient factors impacting hospital length of stay after pancreaticoduodenectomy. *Surgery* 2013; **154**: 152-161.
3) Swan, R.Z., et al. : The impact of regionalization of pancreaticoduodenectomy for pancreatic Cancer in North Carolina since 2004. *Am Surg* 2014; **80**: 561-566.
4) Gooiker, G.A., et al. : Impact of centralization of pancreatic cancer surgery on resection rates and survival. *Br J Surg* 2014; **101**: 1000-1005.
5) Lidsky, M.E., et al. : Going the Extra Mile: Improved Survival for Pancreatic Cancer Patients Traveling to High-volume Centers. *Ann Surg* 2017; **266**: 333-338.
6) Lemmens, V.E., et al. : Improving outcome for patients with pancreatic cancer through centralization. *Br J Surg* 2011; **98**: 1455-1462.
7) Yoshioka, R., et al. : Impact of hospital volume on hospital mortality, length of stay and total costs after pancreaticoduodenectomy. *Br J Surg* 2014; **101**: 523-529.
8) Brusselaers, N., et al. : Hospital and surgeon volume in relation to long-term survival after oesophagectomy: systematic review and meta-analysis. *Gut* 2014; **63**: 1393-1400.
9) Archampong, D., et al. : Workload and surgeon's specialty for outcome after colorectal cancer surgery. *Cochrane Database Syst Rev* 2012: CD005391.
10) Greenup, R.A., et al. : The Effect of Hospital Volume on Breast Cancer Mortality. *Ann Surg* 2018; **267**: 375-381.
11) Marchegiani, G., et al. : Does the surgical waiting list affect pathological and survival outcome in resectable pancreatic ductal adenocarcinoma? *HPB (Oxford)* 2018; **20**: 411-417.
12) Bleicher, R.J., et al. : Time to Surgery and Breast Cancer Survival in the United States. *JAMA Oncol* 2016; **2**: 330-339.

13) Flemming, J.A., et al. : Association between the time to surgery and survival among patients with colon cancer: A population-based study. *Eur J Surg Oncol* 2017; **43**: 1447-1455.
14) Amri, R., et al. : Treatment delay in surgically-treated colon cancer: does it affect outcomes? *Ann Surg Oncol* 2014; **21**: 3909-3916.
15) Visser, E., et al. : Impact of diagnosis-to-treatment waiting time on survival in esophageal cancer patients - A population-based study in The Netherlands. *Eur J Surg Oncol* 2017; **43**: 461-470.
16) Yun, Y.H., et al. : The influence of hospital volume and surgical treatment delay on long-term survival after cancer surgery. *Ann Oncol* 2012; **23**: 2731-2737.
17) Aizer, A.A., et al. : Refusal of curative radiation therapy and surgery among patients with cancer. *Int J Radiat Oncol Biol Phys* 2014; **89**: 756-764.
18) Gaitanidis, A., et al. : Refusal of Cancer-Directed Surgery by Breast Cancer Patients: Risk Factors and Survival Outcomes. *Clin Breast Cancer* 2018; **18**: e469-e476.
19) Massa, S.T., et al. : Survival after refusal of surgical treatment for locally advanced laryngeal cancer. *Oral Oncol* 2017; **71**: 34-40.
20) Shirvani, S.M., et al. : Lobectomy, sublobar resection, and stereotactic ablative radiotherapy for early-stage non-small cell lung cancers in the elderly. *JAMA Surg* 2014; **149**: 1244-1253.
21) Stokes, W.A., et al. : Post-Treatment Mortality After Surgery and Stereotactic Body Radiotherapy for Early-Stage Non-Small-Cell Lung Cancer. *J Clin Oncol* 2018; **36**: 642-651.
22) McIsaac, D.I., et al. : Elective, major noncardiac surgery on the weekend: a population-based cohort study of 30-day mortality. *Med Care* 2014; **52**: 557-564.
23) Lagergren, J., et al. : Weekday of Esophageal Cancer Surgery and Its Relation to Prognosis. *Ann Surg* 2016; **263**: 1133-1137.
24) Njolstad, T.S., et al. : Late-week surgical treatment of endometrial cancer is associated with worse long-term outcome: Results from a prospective, multicenter study. *PLoS One* 2017; **12**: e0182223.
25) Lagergren, J., et al. : Weekday of cancer surgery in relation to prognosis. *Br J Surg* 2017; **104**: 1735-1743.

26) Wallis, C.J., et al. : Comparison of postoperative outcomes among patients treated by male and female surgeons: a population based matched cohort study. *BMJ* 2017; **359**: j4366.
27) Waljee, J.F., et al. : Surgeon age and operative mortality in the United States. *Ann Surg* 2006; **244**: 353-362.
28) Markar, S.R., et al. : Surgeon Age in Relation to Prognosis After Esophageal Cancer Resection. *Ann Surg* 2018; **268**: 100-105.
29) Garcia-Granero, E., et al. : Individual surgeon is an independent risk factor for leak after double-stapled colorectal anastomosis: An institutional analysis of 800 patients. *Surgery* 2017; **162**: 1006-1016.
30) Maruthappu, M., et al. : The influence of volume and experience on individual surgical performance: a systematic review. *Ann Surg* 2015; **261**: 642-647.
31) Bilimoria, K.Y., et al. : Effect of surgeon training, specialization, and experience on outcomes for cancer surgery: a systematic review of the literature. *Ann Surg Oncol* 2009; **16**: 1799-1808.
32) Sahni, N.R., et al. : Surgeon specialization and operative mortality in United States: retrospective analysis. *BMJ* 2016; **354**: i3571.
33) Prystowsky, J.B., et al. : Patient outcomes for segmental colon resection according to surgeon's training, certification, and experience. *Surgery* 2002; **132**: 663-670; discussion 670-662.
34) Lu, W., et al. : Long-term clinical outcomes of laparoscopy-assisted distal gastrectomy versus open distal gastrectomy for early gastric cancer: A comprehensive systematic review and meta-analysis of randomized control trials. *Medicine (Baltimore)* 2016; **95**: e3986.
35) Park, Y.K., et al. : Laparoscopy-assisted versus Open D2 Distal Gastrectomy for Advanced Gastric Cancer: Results From a Randomized Phase II Multicenter Clinical Trial (COACT 1001). *Ann Surg* 2018; **267**: 638-645.
36) Kinoshita, T., et al. : Long-term Outcomes of Laparoscopic Versus Open Surgery for Clinical Stage II/III Gastric Cancer: A Multicenter Cohort Study in Japan (LOC-A Study). *Ann Surg* 2018. [Epub ahead of print]

37) Allaix, M.E., : Laparoscopic versus open resection for colon cancer: 10-year outcomes of a prospective clinical trial. *Surg Endosc* 2015; **29**: 916-924.
38) Deijen, C.L., et al. : Ten-year outcomes of a randomised trial of laparoscopic versus open surgery for colon cancer. *Surg Endosc* 2017; **31**: 2607-2615.
39) Yamamoto, S., et al. : Short-term surgical outcomes from a randomized controlled trial to evaluate laparoscopic and open D3 dissection for stage II/III colon cancer: Japan Clinical Oncology Group Study JCOG 0404. *Ann Surg* 2014; **260**: 23-30.
40) Min, E.K., et al. : Negative oncologic impact of poor postoperative pain control in left-sided pancreatic cancer. *World J Gastroenterol* 2017; **23**: 676-686.
41) Tada, K., et al. : Pretreatment Immune Status Correlates with Progression-Free Survival in Chemotherapy-Treated Metastatic Colorectal Cancer Patients. *Cancer Immunol Res* 2016; **4**: 592-599.
42) Han, Y., et al. : Prognostic value of chemotherapy-induced neutropenia in early-stage breast cancer. *Breast Cancer Res Treat* 2012; **131**: 483-490.
43) Uemura, N., et al. : A phase II study of modified docetaxel, cisplatin, and S-1 (mDCS) chemotherapy for unresectable advanced gastric cancer. *Cancer Chemother Pharmacol* 2017; **80**: 707-713.
44) Frigerio, I., et al. : Downstaging in Stage IV Pancreatic Cancer: A New Population Eligible for Surgery? *Ann Surg Oncol* 2017; **24**: 2397-2403.
45) Wallis, C.J.D., et al. : Association of Patient Sex With Efficacy of Immune Checkpoint Inhibitors and Overall Survival in Advanced Cancers: A Systematic Review and Meta-analysis. *JAMA Oncol* 2019. [Epub ahead of print]
46) Xu-Monette, Z.Y., et al. : PD-1/PD-L1 Blockade: Have We Found the Key to Unleash the Antitumor Immune Response? *Front Immunol* 2017; **8**: 1597.

47) Topalian, S.L., et al. : Safety, activity, and immune correlates of anti-PD-1 antibody in cancer. *N Engl J Med* 2012; **366**: 2443-2454.
48) Le, D.T., et al. : PD-1 Blockade in Tumors with Mismatch-Repair Deficiency. *N Engl J Med* 2015; **372**: 2509-2520.
49) Le, D.T., et al. : Mismatch repair deficiency predicts response of solid tumors to PD-1 blockade. *Science* 2017; **357**: 409-413.
50) Routy, B., et al. : Gut microbiome influences efficacy of PD-1-based immunotherapy against epithelial tumors. *Science* 2018; **359**: 91-97.
51) Gopalakrishnan, V., et al. : Gut microbiome modulates response to anti-PD-1 immunotherapy in melanoma patients. *Science* 2018; **359**: 97-103.
52) Sakuramoto, S., et al. : Adjuvant chemotherapy for gastric cancer with S-1, an oral fluoropyrimidine. *N Engl J Med* 2007; **357**: 1810-1820.
53) Clarke, M., et al. : Effects of radiotherapy and of differences in the extent of surgery for early breast cancer on local recurrence and 15—year survival : an overview of the randomised trials. *Lancet* 2005; **366**: 2087—2106.
54) Stokes, W.A., et al. : Post-Treatment Mortality After Surgery and Stereotactic Body Radiotherapy for Early-Stage Non-Small-Cell Lung Cancer. *J Clin Oncol* 2018; **36**: 642-651.
55) Bryant, A.K., et al. : Stereotactic Body Radiation Therapy Versus Surgery for Early Lung Cancer Among US Veterans. *Ann Thorac Surg* 2018; **105**: 425-431.
56) Tamura, M., et al. : Comparison between Stereotactic Radiotherapy and Sublobar Resection for Non-Small Cell Lung Cancer. *Ann Thorac Surg* 2018. [Epub ahead of print]
57) Chang, J.Y., et al. : Stereotactic ablative radiotherapy versus lobectomy for operable stage I non-small-cell lung cancer: a pooled analysis of two randomised trials. *Lancet Oncol* 2015; **16**: 630-637.

58) Scotti, V., et al. : Stereotactic Ablative Radiotherapy as an Alternative to Lobectomy in Patients With Medically Operable Stage I NSCLC: A Retrospective, Multicenter Analysis. *Clin Lung Cancer* 2019; **20**: e53-e61.
59) Zheng, X., et al. : Survival outcome after stereotactic body radiation therapy and surgery for stage I non-small cell lung cancer: a meta-analysis. *Int J Radiat Oncol Biol Phys* 2014; **90**: 603-611.
60) Gardner, A., et al. : Randomized comparison of cooked and noncooked diets in patients undergoing remission induction therapy for acute myeloid leukemia. *J Clin Oncol* 2008; **26**: 5684-5688.
61) Tramsen, L., et al. : Lack of Effectiveness of Neutropenic Diet and Social Restrictions as Anti-Infective Measures in Children With Acute Myeloid Leukemia: An Analysis of the AML-BFM 2004 Trial. *J Clin Oncol* 2016; **34**: 2776-2783.
62) Arslan, M., et al. : Oral intake of ginger for chemotherapy-induced nausea and vomiting among women with breast cancer. *Clin J Oncol Nurs* 2015; **19**: E92-97.
63) Marx, W., et al. : The Effect of a Standardized Ginger Extract on Chemotherapy-Induced Nausea-Related Quality of Life in Patients Undergoing Moderately or Highly Emetogenic Chemotherapy: A Double Blind, Randomized, Placebo Controlled Trial. *Nutrients* 2017; **9**: 867.
64) Chang, W.P., et al. : Does the Oral Administration of Ginger Reduce Chemotherapy-Induced Nausea and Vomiting?: A Meta-analysis of 10 Randomized Controlled Trials. *Cancer Nurs* 2018. [Epub ahead of print]
65) Danwilai, K., et al. : Antioxidant activity of ginger extract as a daily supplement in cancer patients receiving adjuvant chemotherapy: a pilot study. *Cancer Manag Res* 2017; **9**: 11-18.
66) de Lima, R.M.T., et al. : Protective and therapeutic potential of ginger (Zingiber officinale) extract and [6]-gingerol in cancer: A comprehensive review. *Phytother Res* 2018; **32**: 1885-1907.

67) Song, M., et al. : Fiber Intake and Survival After Colorectal Cancer Diagnosis. *JAMA Oncol* 2018; **4**: 71-79.
68) Bao, Y., et al. : Association of nut consumption with total and cause-specific mortality. *N Engl J Med* 2013; **369**: 2001-2011.
69) Fadelu, T., et al. : Nut Consumption and Survival in Patients With Stage III Colon Cancer: Results From CALGB 89803 (Alliance). *J Clin Oncol* 2018; **36**: 1112-1120.
70) Guercio, B.J., et al. : Coffee Intake, Recurrence, and Mortality in Stage III Colon Cancer: Results From CALGB 89803 (Alliance). *J Clin Oncol* 2015; **33**: 3598-3607.
71) Kostic, A.D., et al. : Genomic analysis identifies association of Fusobacterium with colorectal carcinoma. *Genome Res* 2012; **22**: 292-298.
72) Castellarin, M., et al. : Fusobacterium nucleatum infection is prevalent in human colorectal carcinoma. *Genome Res* 2012; **22**: 299-306.
73) Yu, T., et al. : Fusobacterium nucleatum Promotes Chemoresistance to Colorectal Cancer by Modulating Autophagy. *Cell* 2017; **170**: 548-563. e16.
74) Cremonesi, E., et al. : Gut microbiota modulate T cell trafficking into human colorectal cancer. *Gut* 2018; **67**: 1984-1994.
75) Rea, D., et al. : Microbiota effects on cancer: from risks to therapies. *Oncotarget* 2018; **9**: 17915-17927.
76) Liu, L., et al. : Diets That Promote Colon Inflammation Associate With Risk of Colorectal Carcinomas That Contain Fusobacterium nucleatum. *Clin Gastroenterol Hepatol* 2018; **16**: 1622-1631.
77) Tabung, F.K., et al. : Development and Validation of an Empirical Dietary Inflammatory Index. *J Nutr* 2016; **146**: 1560-1570.
78) Aoi, W., et al. : A novel myokine, secreted protein acidic and rich in cysteine (SPARC), suppresses colon tumorigenesis via regular exercise. *Gut* 2013; **62**: 882-889.
79) Gannon, N.P., et al. : Effects of the exercise-inducible myokine irisin on malignant and non-malignant breast epithelial cell behavior in vitro. *Int J Cancer* 2015; **136**: E197-202.

80) Lucia, A., et al. : Muscling In on Cancer. *N Engl J Med* 2016; **375**: 892-894.
81) Sato, T., et al. : Impact of preoperative hand grip strength on morbidity following gastric cancer surgery. *Gastric Cancer* 2016; **19**: 1008-1015.
82) Hayashi, K., et al. : Preoperative 6-minute walk distance accurately predicts postoperative complications after operations for hepato-pancreato-biliary cancer. *Surgery* 2017; **161**: 525-532.
83) Yamamoto, K., et al. : Effectiveness of a preoperative exercise and nutritional support program for elderly sarcopenic patients with gastric cancer. *Gastric Cancer* 2017; **20**: 913-918.
84) Chen, B.P., et al. : Four-week prehabilitation program is sufficient to modify exercise behaviors and improve preoperative functional walking capacity in patients with colorectal cancer. *Support Care Cancer* 2017; **25**: 33-40.
85) Blauwhoff-Buskermolen, S., et al. : Loss of Muscle Mass During Chemotherapy Is Predictive for Poor Survival of Patients With Metastatic Colorectal Cancer. *J Clin Oncol* 2016; **34**: 1339-1344.
86) Cho, K.M., et al. : Skeletal muscle depletion predicts survival of patients with advanced biliary tract cancer undergoing palliative chemotherapy. *Oncotarget* 2017; **8**: 79441-79452.
87) Rutten, I.J., et al. : Loss of skeletal muscle during neoadjuvant chemotherapy is related to decreased survival in ovarian cancer patients. *J Cachexia Sarcopenia Muscle* 2016; **7**: 458-466.
88) van Waart, H., et al. : Effect of Low-Intensity Physical Activity and Moderate- to High-Intensity Physical Exercise During Adjuvant Chemotherapy on Physical Fitness, Fatigue, and Chemotherapy Completion Rates: Results of the PACES Randomized Clinical Trial. *J Clin Oncol* 2015; **33**: 1918-1927.
89) Schmidt, M.E., et al. : Effects of resistance exercise on fatigue and quality of life in breast cancer patients undergoing adjuvant chemotherapy: A randomized controlled trial. *Int J Cancer* 2015; **137**: 471-480.

90) Adams, S.C., et al. : Impact of resistance and aerobic exercise on sarcopenia and dynapenia in breast cancer patients receiving adjuvant chemotherapy: a multicenter randomized controlled trial. *Breast Cancer Res Treat* 2016; **158**: 497-507.
91) Ratjen, I., et al. : Postdiagnostic physical activity, sleep duration, and TV watching and all-cause mortality among long-term colorectal cancer survivors: a prospective cohort study. *BMC Cancer* 2017; **17**: 701.
92) Schmid, D., et al. : Pre- and post-diagnosis physical activity, television viewing, and mortality among hematologic cancer survivors. *PLoS One* 2018; **13**: e0192078.
93) Nakagawa, M., et al. : Relationship between the duration of the preoperative smoke-free period and the incidence of postoperative pulmonary complications after pulmonary surgery. *Chest* 2001; **120**: 705-710.
94) Jung, K.H., et al. : Preoperative smoking cessation can reduce postoperative complications in gastric cancer surgery. *Gastric Cancer* 2015; **18**: 683-690.
95) Yoshida, N., et al. : Duration of Smoking Cessation and Postoperative Morbidity After Esophagectomy for Esophageal Cancer: How Long Should Patients Stop Smoking Before Surgery? *World J Surg* 2016; **40**: 142-147.
96) Yahagi, M., et al. : Smoking is a risk factor for pulmonary metastasis in colorectal cancer. *Colorectal Dis* 2017; **19**: O322-O328.
97) Eliasen, M., et al. : Preoperative alcohol consumption and postoperative complications: a systematic review and meta-analysis. *Ann Surg* 2013; **258**: 930-942.
98) Maeda, M., et al. : Alcohol consumption enhances liver metastasis in colorectal carcinoma patients. *Cancer* 1998; **83**: 1483-1488.
99) Oppedal, K., et al. : Preoperative alcohol cessation prior to elective surgery. *Cochrane Database Syst Rev* 2012: CD008343.
100) Akutsu, Y., et al. : Impact of preoperative dental plaque culture for predicting postoperative pneumonia in esophageal cancer patients. *Dig Surg* 2008; **25**: 93-97.

101) Akutsu, Y., et al. : Pre-operative dental brushing can reduce the risk of postoperative pneumonia in esophageal cancer patients. *Surgery* 2010; **147**: 497-502.
102) Sato, J., et al. : Oral health care reduces the risk of postoperative surgical site infection in inpatients with oral squamous cell carcinoma. *Support Care Cancer* 2011; **19**: 409-416.
103) Batty, G.D., et al. : Psychological distress in relation to site specific cancer mortality: pooling of unpublished data from 16 prospective cohort studies. *BMJ* 2017; **356**: j108.
104) Vollaard, A., et al. : Influenza vaccination in adult patients with solid tumours treated with chemotherapy. *Eur J Cancer* 2017; **76**: 134-143.
105) Earle, C.C. : Influenza vaccination in elderly patients with advanced colorectal cancer. *J Clin Oncol* 2003; **21**: 1161-1166.

# おわりに

　ご存じのように、日本におけるがん患者数は増加の一途をたどっています。

　国立がん研究センターの推計によると、2016年以降、年間100万人以上の人が新たにがんと診断されています。今後、人口の高齢化とともに、さらに増加することが予想されています。いまや日本人の二人にひとりが生涯においてがんにかかる時代であり、いつ、あなたやあなたの大切な家族が「がんの告知」を受けてもおかしくないのです。

　このような時代にあって、国民のがんに対する関心は高まる一方であり、巷には消化できないほどの「がんの情報」があふれかえっています。

　私は医学部を卒業後、外科医として25年以上にわたり多くのがん患者さんの治療に携わってきました。私の専門とする臓器は肝胆膵で、特に難治がんと呼ばれる膵臓がんの患者さんの手術を担当させていただいています。
　一方で、大学院時代からがんの研究をはじめ、膵臓

がんの治療・研究で有名なアメリカのジョンズ・ホプキンス大学医学部に5年間留学しました。この間に数万編にものぼる研究論文を読みあさり、「がんとはどういうものか？」「なぜがんは浸潤・転移して人の命を奪うのか？」「どうやったらがんが早期に診断できるのか？」、そして「どうやったらがんが治るのか？」について体系的に学ぶことができました。帰国後も臨床のかたわら研究室を立ち上げ、現在もがんの基礎的研究を続けています。

臨床医（外科医）と研究者という両方の立場から、がん治療の変遷や時代の流れをみてきましたが、ひと昔に比べ、がんの治療は格段に進歩しています。たとえば、がん細胞をピンポイントで攻撃できる分子標的薬が広く普及しました。さらに最近では、免疫チェックポイント阻害剤が話題となりました。今後は、CAR-T（キメラ抗原受容体発現T細胞）療法や光免疫療法やといった新たな治療法の導入が期待されています。

このような医学の進歩によって、たとえ進行がんであっても治癒する可能性が高くなりました。「治らなかったがんも治る時代になった」、そう感じています。

しかし、すべてのがんが治るわけではありません。残念ながら、進行がんの場合、手術後に再発、転移したり、抗がん剤が効かなかったり、あるいは有効な治療法がない患者さんもいます。治療に伴う合併症や後遺症に苦しむ患者さんもいます。また、誤った情報におどらされ、「治るはずのがんが治らない」がん患者さんがいることも事実です。

では、がんを克服するためにはどうしたらよいのでしょうか？

がんを克服するために一番重要なこと、それはがんについてエビデンス（科学的根拠）のある正確な情報を集め、よく吟味し、ベストの治療法を選択・実践することです。

がんは情報戦なのです。

とはいえ、現代の情報過多時代にあって、正しいがんの情報だけを入手することは非常に困難です。
がんを取り巻く医療の現状は刻々と変化しています。日々、新たな研究成果や臨床試験の結果が発表され、

次々と新しいがん治療法が導入されています。「数年前のがん治療の常識は、もはや非常識」となることさえあります。われわれ医療従事者でさえ、すべてのがん情報をアップデートすることは難しいのですが、一般の人にとっては、このようなダイナミックな変化についていくことは不可能と言えるでしょう。

では、がんについての正しい情報はどうやったら手に入るのでしょうか？
主治医（担当医）からの説明やガイドラインだけで十分でしょうか？

もちろん主治医は標準治療を勧めるでしょうし、ガイドラインを読めば、現時点での最良の治療法がわかるでしょう。しかし、本当にがん患者さんが知りたい情報は主治医も教えてくれませんし、ガイドラインにも載っていません。

たとえば、……
病院や主治医は何を基準に選ぶべきか？
がんの手術を安全に受けるためにはどうしたらよいのか？

抗がん剤治療中はどうやって過ごすべきか？
　最近話題の免疫チェックポイント阻害剤はどんながんに効くのか？

　このような、がん患者さんが抱く疑問点を解決してくれる信頼できる情報はこれまでありませんでした。

　そこで本書では、がんと診断された患者さんが、実際の治療に際して疑問に思うことや、ぶつかりやすい問題点、そして意外と知られていないがん治療のトピックスについて、エビデンスに基づいてわかりやすく解説しました。

　もちろん、ここで紹介した答えが、すべてのがん患者さんに当てはまるわけではありません。ただ、目の前に2つの選択肢がある場合や、本当に主治医の勧める治療を受けるべきか決断できないような場合、少なくともひとつの「道しるべ」にはなると考えています。
　本書が、がんの治療で悩んでおられる患者さんに少しでもお役に立てればこれ以上の喜びはありません。

2019年3月

佐藤典宏

## 【著者紹介】

**佐藤　典宏**（さとう・のりひろ）
産業医科大学第1外科講師／外来医長

93年、九州大学医学部卒。外科医として研修後、九州大学大学院へ入学。学位（医学博士）を取得後、2001年米国ジョンズ・ホプキンス大学医学部に留学し、がんの分子生物学を研究。06年より九州大学腫瘍制御学助手、12年より産業医科大学第1外科。現在、同大学第1外科講師、外来医長。1000例以上の外科手術を経験し、日本外科学会、日本消化器外科学会の専門医・指導医の資格を取得。これまでに発表した研究論文は180編以上（うち120編が英文）。多くのがん患者さんを診察・治療し、現状のがん治療の限界を痛感。特に「医者まかせ」の受け身の治療ではなく、患者さん本人が進んで治療に参加する重要性に気づく。外科医としての経験、研究者としての知識、および日本の医療の利点・欠点を踏まえた独自の視点から「患者さんファースト」のがん治療を目指す。がん患者さんに役に立つ情報を提供するブログ「あきらめない！がんが自然に治る生き方」は月間10万PVを超える。著書に『ガンとわかったら読む本』（マキノ出版）、『手術件数1000超 専門医が教える がんが治る人 治らない人』（あさ出版）がある。

---

## 「このがん治療でいいのか？」と悩んでいる人のための本
## 読むセカンドオピニオン

2019年4月10日初版発行

| | |
|---|---|
| 著　者 | 佐藤典宏 |
| 発 行 者 | 松永　努 |
| 発 行 所 | 株式会社時事通信出版局 |
| 発　　売 | 株式会社時事通信社 |

〒104-8178　東京都中央区銀座5-15-8
電話：03-5565-2159　https://bookpub.jiji.com/

| | |
|---|---|
| デザイン | 株式会社アプリオリ |
| 企画協力 | おかのきんや、NPO法人企画のたまご屋さん |
| 印刷・製本 | 中央精版印刷株式会社 |

©2019 SATOH, Norihiro
ISBN978-4-7887-1610-0　C0047　Printed in Japan
落丁・乱丁はお取り替えいたします。定価はカバーに表示してあります。

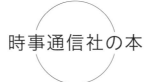

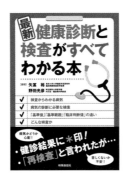

## 最新　健康診断と検査がすべてわかる本

矢冨　裕、野田光彦 編著

2014年4月に人間ドック学会が公表した「新たな健診の基本検査の基準範囲」は、あたかも「新基準」ができたかのように受け止められ、大きな波紋が広がり、学会間での議論にまで発展。健康に関心のある人たちに混乱を招きました。こうした誤解や見解の相違による混乱を防ぐためには正しい知識をもつことが大切です。本書は正しい情報や知識を提供し、健康維持に役立つ本を目指しています。種々の検査の内容・基準値・結果の受け止め方などを簡潔に解説し、「おもな病気と検査」の章を設け、検査結果から考えられるおもな病気の解説を要領よくまとめ、検査と病気との関連がわかるよう工夫しています。この"検査と病気との関連"は類書にはない大きな特長となっています。

A5判／300頁／定価：本体 1,600 円＋税／ ISBN 978-4-7887-1411-3